跟着 小神农 学认药

收涩驱虫药

谢 宇 著

CSK 湖南科学技术出版社

图书在版编目（CIP）数据

跟着小神农学认药. 收涩驱虫药 / 谢宇著. -- 长沙 ：湖南科学
技术出版社，2017.8 （2021.9 重印）
　　ISBN 978-7-5357-9366-9

　　Ⅰ. ①跟… Ⅱ. ①谢… Ⅲ. ①中草药－基本知识②驱虫药(中药)－基本
知识 Ⅳ. ①R286

中国版本图书馆 CIP 数据核字(2017)第 163639 号

GENZHE XIAOSHENNONG XUE RENYAO SHOUSE QUCHONGYAO

跟着小神农学认药　收涩驱虫药

著　者：谢　宇
责任编辑：李　忠
出版发行：湖南科学技术出版社
社　　址：长沙市芙蓉中路一段 416 号泊富国际金融中心
网　　址：http://www.hnstp.com
湖南科学技术出版社天猫旗舰店网址：
　　　　　http://hnkjcbs.tmall.com
印　　刷：长沙艺铖印刷包装有限公司
　　　　　（印装质量问题请直接与本厂联系）
厂　　址：长沙市宁乡高新区金洲南路 350 号亮之星工业园
邮　　编：410604
版　　次：2017 年 8 月第 1 版
印　　次：2021 年 9 月第 2 次印刷
开　　本：787mm×1092mm　1/32
印　　张：8
字　　数：154 千字
书　　号：ISBN 978-7-5357-9366-9
定　　价：19.00 元

主要人物介绍

朱有德：镇上著名的老中医，已经有30多年的行医经验，为人忠厚老实，古道热肠，经常无私帮助一些生病的穷人，有时候甚至少收或者不收药钱，赢得了很多患者的赞誉。近年来，由于年纪大了，不想让自己的医术失传，所以收了小神农作徒弟。

小神农：10岁左右，性格活泼，对中医药学有着浓厚的兴趣，聪明又爱好学习。经人介绍，来到了朱有德身边。跟随朱有德学习的时间不长，但是已经认识了很多草药，进步飞速。不过他比较调皮，有时候比较马虎，容易认错草药。

张大爷：药材商人，常年给朱有德供货。他走南闯北收购药材，见多识广，对于药材的种类和性质十分清楚。经常到朱有德家送药材，和朱有德关系不错，也非常喜欢小神农。由于他见识丰富，小神农也很喜欢他，经常盼望他到来。再加上他送的药材货真价实，朱有德也十分信任他。

师　娘：朱有德的妻子，老实敦厚，对小神农十分喜爱，视如己出。她非常支持朱有德行医，平日里会帮助朱有德整理草药，是一个温柔善良的贤内助。由于在朱有德身边多年，耳濡目染也掌握了一些中草药知识，有时候也会对小神农进行指导。

慕　白：朱有德的师弟，经营一家草药山庄，有多年行医经验。

荣　桑：慕白的徒弟，比小神农大几岁。跟随慕白学习的时间比较长，对草药的知识掌握得比小神农多，而且性格比小神农沉稳。

内容简介

收涩驱虫药

　　中医药学中，有一味专门的收涩药，其意在于收敛固涩之用，用于治疗各种滑脱证候。其实，生活中这样的证候不在少数，如盗汗、久泻、久痢、遗精、尿频等。另外，很多滑脱证候最初影响不大，但长时间可致元气日损，甚至变生他症。《本草纲目》中有"脱则散而不收，故用酸涩之药，以敛其耗散"之说，本书正是以此为基础，为身有滑脱之症的人群全面介绍日常可见的收涩之药。

　　近年来，由于人们饮食的多样化，寄生虫病也渐渐成为大家日常关注的焦点之一。寄生虫病多发生于肠道，但在机体其他部位，如血液中、阴道中，也有可能发生。在中医药学中，有一类以驱除或杀灭人体寄生虫为主要功效的药物，称为驱虫药。本书所涉药物以收涩身体滑脱，固保身体元气，驱除肠道各种寄生虫为主，希望为青年、儿童、身体虚弱的老年人打造平衡、营养的保养之功。

出版说明

　　中医药学是我国所特有的一门学科，不仅包含了道家、儒家的养生基础和理论，更含有阴阳五行之哲学，使其形成祖国文化中深厚的知识基础。

　　随着《中华人民共和国中医药法》的颁布，中医药学受到越来越多人的关注和重视。在这项立法中，第二条规定对这一法规作出了详细解释：本法所称中医药，是包括汉族和少数民族医药在内的我国各民族医药的统称，是反映中华民族对生命、健康和疾病的认识，具有悠久历史传统和独特理论及技术方法的医药学体系。

　　不仅如此，自中医药法实施以来，引起了社会各界很大的反响，尤其是教育界对此非常重视。国家创新方法研究会、北京中医药大学、中国人民大学附属中学特别举行了一场"中医文化进校园校长研讨会"，国家中医药管理局局长王国强指出：将中医药文化带进校园，根据不同阶段的学生，开设不同程度的中医药课程，不仅能普及中医药知识，帮助青少年健康成长，还能将祖国传统医药文化进行发扬传播。所以，研讨会最后得出结论：要大力倡导各校进行中医药文化与推拿等养生保健技术的普及和学习。至此，各学校开始纷纷行动起来，其中北京市为全国各校的领军示范，他们早于2009年便已经开展了中医药文化的学习，及时将这一课程带进了课堂。现在，在北京有9万名中小学生在选修中医药文化课。

另外，浙江省也不甘落后，他们于2015年开始将中医药文化纳入全省小学五年级的课程之中，而且还特别建立了中医药科普宣传团，不时举办中医药文化大讲堂，为的就是把中医药文化知识带进社区、乡村、家庭，从而发扬、推广中医药文化，壮大中医药文化的人才队伍。立于创新教育的基础上，其他省市也看到了中医药文化学习的重要性，山东、安徽等省也正在努力将中医药文化带进课堂中，按不同的班级传播不同的中医药学知识。这些做法均对中医药学的发展有着良好的推动作用。

事实上，现在还有很多人对中医药学心存误解，认为一提中草药便是晦涩难懂、深奥费力的专业学识。其实不然，中草药作为祖国医学体系的特色，作为中华民族的精粹，其在日常生活中的应用非常广泛，而且其根源又深入生活，实用于生活，是难得的既可治疗疾病又能强身健体的常见药物。对这些中草药进行了解、认知，无疑在发扬中医药学的同时，又可对自我生活产生极大的帮助和裨益。

我们出版这套《跟着小神农学认药》（共计8种）便是本着这一意图而推出的，其最大的特色在于化繁为简，书写轻松，全书以故事讲解为基础，通过人物、事件的发生，将中药材的特征、用途、功效等进行讲解。主人公小神农作为一个处于学习过程中的孩子，边玩边学，逐渐对中医应用的各味中药材达到了了解、认知，这是一个寓教于乐的过程。其实，这对每一个阅读此书的读者而言也是如此，我们从对中医药学的一无所知，到跟着故事慢慢遨游于中药材世界之中流连忘返，这个过程不只会让我们增加相应的中医药学知识，更让我们收获生活养生的真知酌见。相信看完本套书，读者朋友们对中医药学的看法才会产生质的改变：原来我们所认为难懂深奥的中医药学其实就这么简单，甚至那些看似神秘的治病救人之中药材，也不过是生活中常见的草木而已。

可以这样说，本套书的最大特色在于寓事于理，传播中医药学的精髓。书中按人们日常多需多用的调理之用药进行了分类，把各种药材分别归纳成不同种类，比如补虚药、利水渗湿药、清热解毒药、止血活血药、解表药、消食药、祛风湿药、收涩驱虫药、温里理气药、安神开窍药、止咳化痰药等。有了这样细致的划分，我们在阅读的时候便简单而有针对性，再也不会觉得中医药学繁冗无味了。读者只需按自己所需要的问题去对故事进行阅读，便可于其中寻找到有益于自我身体的药材。这样一来，那些日常多见的中药材也不会被我们视为无用之草芥，弃之如敝屣了。

应该说，正是本着让人们全方位认知中药材，了解其药性及功效的目的，我们才在发扬中医药学的基础上进行了创新开发与出版。另外，由于本套丛书写作时间较紧，加上作者自身知识水平所限，书中难免会有不足之处。但相信中药材之魅力可弥补写作上的不足，从而彰显中医药学知识的光辉。惟愿本套丛书的出版，可以让中医药学得到光大传播，让大众享受简单中药材所带来的别样养生人生！读者交流邮箱：228424497@qq.com。

丛书编委会
于北京

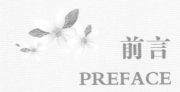

前言
PREFACE

　　中草药是中华民族几千年来与疾病作斗争过程中总结出来的医药瑰宝，是中华民族的智慧结晶，不论是预防保健，还是治疗疾病，都有其独特的功效。在中医药学形成和发展的漫长历史进程中，它为中华民族的繁衍、昌盛以及人民的健康长寿做出了积极贡献。近年来，由于世界上"绿色食品""天然药物"的兴起，中医中药备受青睐。随着社会的不断进步和科学技术的飞跃发展，人类的自我保健意识不断增强，回归自然的愿望也越来越强烈，人们更加赏识和注重中草药预防疾病和养生保健的功效。从古至今，传统中医药学不仅是人们治病救命之源，更被视为健康养生之本。纵览历代先贤著作，虽然《黄帝内经》《伤寒论》《难经》《千金方》等用药典籍不胜枚举，但其中被历代延传的精华多不在于药方，而在于草药。正因为如此，传统中医才将诸药以草为本，从而成就本草之名。

　　然而中国地大物博，草药数量岂止万数之多！每种药物又分别有四气、五味、归经、升降浮沉、使用禁忌等条目，若无人能辨认草药、理解药性、了解药效，那么这些天赐的愈疾之宝恐怕就会埋没于泥淖之中了。而中医典籍对于大部分刚接触中草药的人来说，又实在深奥难懂，让人望而却步。但若因此而使得传统医学之智慧最终湮没于尘埃，就实在是国人乃至世界的不幸了。基于此，笔者本着传承传统中医文化、传播优秀中医药学的初心，撰写了这套集药物速认、了解药性、对症病情、简单运用为一体的中医药普及丛书。

为了更好地让初读本套丛书的读者能够迅速认识中草药及了解它们的特点和用途，丛书以故事串联成章，以系列成书，从现代人日常生活的关注热点出发，以实用为第一准则，选取日常生活中可见的、常用的各类药物一一进行介绍。书中每一个故事就是一味草药，草药之间以药性为内在承接点，似金线串联珍珠，将传统中医药学精华串联此系列丛书。笔者惟求在深入浅出地为读者厘清药物功效作用的同时，让读者在快乐阅读中引发对传统中医药文化的兴趣，将祖国中医药文化向更深更广的社会人群中辐射、影响。此外，考虑到不同读者对于不同性味中草药的了解需求可能存在差异，笔者在编写时，采用单章成文、内中相连的编著方式，让读者既可以掌握全部药材的功效，又可随时取出一味为己所用，真正做到理论与实践结合、研究与实用兼备。

同时，为使丛书达到老叟喜读、孩童能解的表达效果，书中尽量减少了专业性较强的学术用语，代之以通俗易懂的语言。在讲解形式上，采用由小徒弟与老中医之间所发生的谈话、趣事的模式，在故事中慢慢揭开草药神奇作用的谜底，以图使读者在轻松愉快的氛围中，以探寻未知奥秘的方式，了解中草药的神奇之处与中医文化的博大精深。编写过程中，笔者也尽力做到浓缩精华、于众家所长中择善而从，为读者免去选择之烦。

丛书内容以补虚药、利水渗湿药、止咳化痰药、清热解毒药、收涩驱虫药、止血活血药、祛风湿药等为主线，罗列人们日常常见之症状，对症给出相应中草药性状特点、作法用途，使读者能够轻松对症下药，而不至于沉浸于学海中茫然无措。虽不求读者凭此一书成医，但求勉力提供治疗轻微症状、预防潜在疾病的措施的可能，故丛书不仅为治疗疾病也为大众养生而作。中医药学向来注重阴阳调和以护养生气，中医药学的精粹也包含历代杏林圣手于实践积淀中得出的养生强健之法。走进中药，认识中药，既是学习防病的开始，又是养生强体的基础。所谓"未病先防，既病防变"，传统中医的理念便是防重于治，因此丛书在预防良方上多有赘述。

本套丛书撰稿之初，笔者喜闻中国科学家屠呦呦因研制出抗疟新药——青蒿素和双氢青蒿素而获得诺贝尔生理学或医学奖，而且这一被誉为"拯救2亿人口"的发现正是来自传统中草药青蒿。在为我国科学家领先世界一流的研究成果惊叹的同时，笔者似乎也看到了中医药学的光明未来。不久之后，2016年第十二届全国人民代表大会常务委员会第二十五次会议通过了《中华人民共和国中医药法》，此法已经于2017年7月1日起正式施行。从多方面来看，中医药学的振兴已成不可阻挡之势，中医药文化及推拿等养生保健等技术进学校、进课堂、进教材当在目前。值此良机，笔者编写本套《跟着小神农学认药》丛书，切合普及传统中医文化的现实需要，并通过诙谐幽默、生动有趣而科学精准的讲解，让读者在浅显易懂、图文并茂的阅读中，不仅获得真正实用的中医药学知识，也享受轻松学习知识的过程，这不仅是一场知识饕餮，更是一场视觉盛宴！

丛书编委会
于北京

目录
CONTENTS

收涩驱虫药

五味子 ——收涩、补虚之药

天空阴沉沉的，偶尔还会有大风吹过，吃过早饭的小神农呆呆地坐在窗前，不知道在思考着什么。

"怎么，无聊了？"朱有德的话将小神农的思绪拉了回来。

小神农回过头来，噘着嘴向师傅抱怨道："我已经好几天没有去山上采新的草药了。"

"最近天气变化多端，等过几天天气晴朗了，师傅一定带你去山上采草药。"朱有德边安慰小神农边从袖口掏出一把红色的球状果实。

"猜猜这是什么？"朱有德笑着问道。

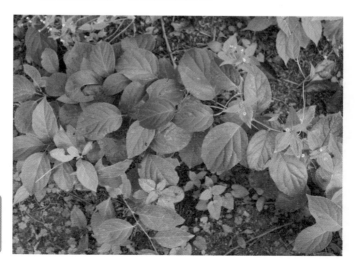

"是大樱桃！"小神农一下来了兴致。

"错！这叫五味子！"朱有德耐心地解释起来，"这五味子啊，有南北之分，北五味子的质量高于南五味子。北五味子大多呈不规则的球形，但有的则是扁球形。颜色通常为红色、紫红色、暗红色，甚至有些五味子的表面呈现黑红色或出现一些'白霜'，它的果肉非常软，吃起来酸酸的。五味子的种子是棕黄色的，种子的皮薄而脆。南五味子的表面则是棕红色或暗棕色的，果实非常干瘪，果肉通常紧贴在种子上。"

"原来这就是五味子呀，可是它们都长在哪里呢？平日上山我并

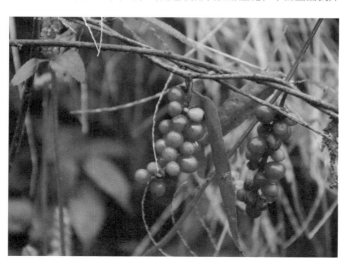

五味子

没有看到呀。"小神农想更加深入地了解五味子。

"五味子通常生长在沟谷中、小溪旁、山坡上，尤其是带有微酸性的土地。大多数时候，五味子在土壤肥沃、湿度适宜的土里发育得最好。"

"师傅，那五味子的具体功效有哪些呢？"小神农继续追问道。

"五味子最能敛肺、滋肾，更能固涩生津、收汗宁心。《本经》中说它'主益气，咳逆上气，劳伤羸瘦，补不足，强阴，益男子精'，可见它补虚功效强大。而《本草蒙筌》中又说'风寒咳嗽，南五味为奇，虚损劳伤，北五味最妙'。也就是说，北五味子敛肺止咳功能更好。现在你清楚了吗？"朱有德笑着问道。

小神农边点头边用舌尖轻轻触碰了一下五味子，"呸！"小神农的五官仿佛全部纠缠在一起，他的这一举动逗得朱有德哈哈大笑。

"它之所以叫五味子，是因为它'皮肉甘酸，核中辛苦，都有咸味'，一种植物包含了五种味道。"朱有德随手倒了一杯茶水递

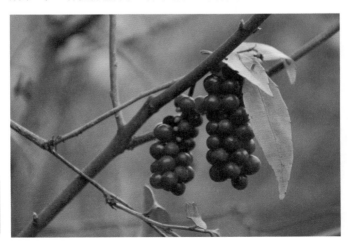

给小神农。

"谢谢师傅。"小神农接过茶杯喝了起来。

"等过些时日，五味子成熟了，为师带你去采摘新鲜的五味子。你还不知道它的植株长成什么样吧？"朱有德微笑着看向小神农，进一步为他讲解，"五味子属落叶木质藤本，幼枝为红褐色，老枝为灰褐色，并布满皱纹。叶膜质，形状通常呈宽状椭圆形或卵形，先端急尖，基部为楔形，上部边缘具有疏浅的锯齿，近基部则为全缘。花为粉白色或粉红色，通常有6~9片，近似于长圆形或椭圆状长圆形。花一谢就会结出这样的小圆球状果实，成熟后颜色红艳，内有1~2颗肾形种子。"

"这下我可认识五味子了，我一定不会认错的！"小神农开心得手舞足蹈。

五味子

乌梅 ——生津、收涩的好帮手

　　这日，朱有德的好友陈振清来与之叙旧。闲谈间，朱有德将自己的得意小徒小神农介绍给陈振清认识，于是陈振清随手从口袋里掏出一个纸包送给小神农。

　　"来，拿着，可好吃了。"小神农在得到师傅的许可后，恭敬地接过纸包。小神农本以为里面包裹的是点心，可打开一看是类似葡萄的东西，就不假思索地吃了一个。

　　"好酸啊，好涩啊，这扁葡萄的味道怎么这么奇怪？"小神农满脸疑惑地将嘴里的东西咽了下去。

　　朱有德和陈振清在一旁笑得合不拢嘴。

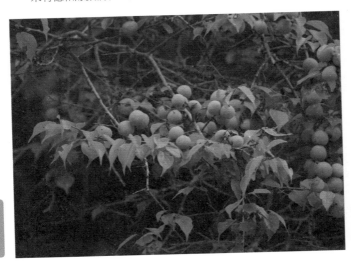

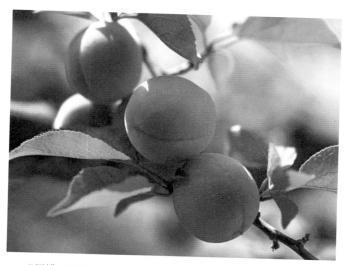

"师傅，您笑什么啊？不信您尝尝！"小神农不知所措地看着两位长辈。

"这根本不是葡萄！这是乌梅！"朱有德说道。

"乌梅？"小神农不敢相信自己的眼睛，"师傅您可不要骗我啊，我见到的乌梅明明是小小的、黑黑的、皱皱的。"

朱有德接着说道："这是新鲜的乌梅，你平时见到的是晾晒、烘干之后的乌梅，那是为了方便入药和保存。"

小神农一边听师傅讲解一边吃剩下的乌梅。

"乌梅虽然可以敛肺、涩肠、生津，但不可多食。"朱有德看向小神农，小神农立刻停下了嘴里的动作。

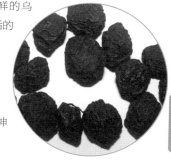

乌梅

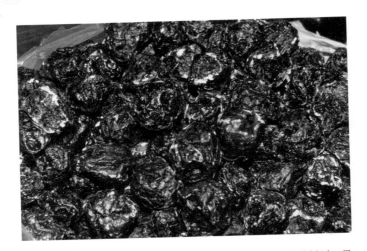

一旁的陈振清也来了兴趣，问道："你知道乌梅作为药材时，是如何辨别的吗？"

小神农思索了片刻后，回复道："乌梅通常是球形或者扁球形的，它的表面大多是乌黑色或棕黑色的，且又黑又皱。乌梅里的果核特别硬，通常呈灰黑色且表面凹凸不平。《本草经疏》中说'梅实，即今之乌梅也，最酸'。"

"基本回答正确。但乌梅的果核呈棕黄色，并非灰黑色。"陈振清继续说道，"医书中说'乌梅味酸，能敛浮热，能吸气归元，故主下气，除热烦满及安心也。下痢者，大肠虚脱也；好唾口干者，虚火上炎，津液不足也；酸能敛虚火，化津液，固肠脱，所以主之也'。可见，虽然乌梅味酸，但功效很高，既能敛涩生津，又能治疗咳嗽、烦渴之症，而且，痢疾、便血、久泻、钩虫病等症，也可以用它进行治疗。"

"前辈，您也是大夫吗？"小神农听得目瞪口呆，不禁问了这样

乌梅

一个问题。

"我可不是大夫，我不过是偏爱种植乌梅而已。"陈振清继续说道，"这乌梅啊，生得不娇气，所以全国各地随处可见，尤其以长江流域以南最为多见。乌梅树属小乔木，高4～10米。树皮为浅灰色或绿色。小枝呈绿色并且光滑无毛。叶片多为卵形或椭圆形，先端尖，基部宽楔形或圆形，叶边布满小锯齿，颜色为灰绿色。每年5～6月开花，花朵多单生，但有时2朵共同生长于1个芽内，5个花瓣，颜色淡红色或白色，花的香味很浓郁，并且先开花后长叶。你看这小果实，表面如同蜂窝状，都是小孔穴，在腹面和背棱上还有沟槽，看上去多可爱啊。"

经陈振清这么一说，小神农立刻好奇起来，央求师傅带他去采摘新鲜的乌梅，朱有德拗不过，只好答应了小神农的请求。

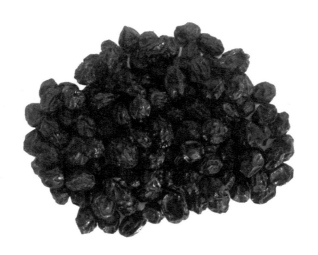

石榴皮 ——"物美价廉"的收涩药

这日是镇上的集会，于是朱有德便带着小神农来集会上玩。小神农自从跟随朱有德学习医术后，每天不是学习药理知识、分辨草药种类，就是上山采药。虽然小神农对于草药达到了痴迷的程度，可毕竟还是个小孩子，对于集会上的新鲜事物依旧充满了好奇。只见小神农这看看，那摸摸，一不留神就不见了他的踪影。

"啊！"突然，朱有德听到小神农的大叫，连忙循着声音赶过去。原来是小神农脚底一滑，摔了一跤。

浑身酸疼的小神农站起身来，定睛一看，将他绊倒的原来是石榴皮，"原来是你这家伙捣鬼，看我怎么收拾你！"说罢小神农抬脚就

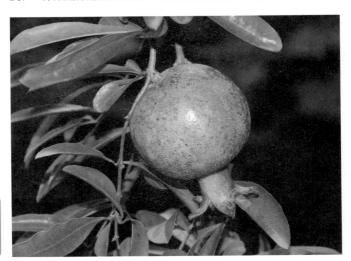

石榴皮

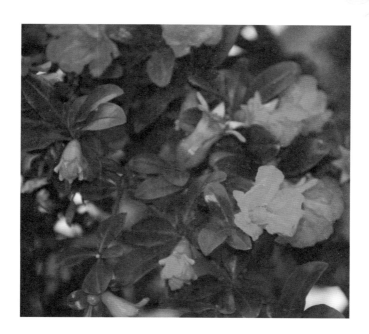

要将石榴皮踩扁，却被朱有德拦了下来。

"别踩，石榴皮可是很好的药材。"

小神农不敢相信自己的耳朵，"师傅您说什么？这东西居然是药材？"

朱有德将小神农带到旁边安静的地方，一边检查小神农的身体一边说道："《本草汇言》中说'石榴皮，涩肠止痢之药也。能治久痢虚滑不禁，并妇女血崩、带下诸

石
榴
皮

疾，又安蛔虫。盖取酸涩收敛下脱之意，与诃子肉、罂粟壳同义'。
不仅如此，石榴皮味酸、涩，性温，还有驱虫之功效，平时牙痛、
便血、脱肛、创伤出血、鼻衄、久泻、久痢、耳炎等症，都可用它
入药。"

"原来石榴皮还有这么多功效啊，早知道我以前就不把石榴皮丢
掉了，感觉浪费了好多药材。"小神农叹息道，"师傅，那我又该如
何辨别作为药材的石榴皮呢？"

"首先，石榴皮的形状是不规则的，大多为片状或瓢状，当然大
小也是不一样的，厚度为1.5～3毫米。其次，石榴皮的颜色大多为红
棕色、棕黄色或暗棕色，表面粗糙，摸起来凹凸不平。石榴皮内表面
呈现黄色或红棕色，并且有石榴果实的凹痕。质地较硬，且味苦涩。
当然，越是皮厚，颜色棕红的，质量越好。"朱有德说完，便将事先
买好的冰糖葫芦递给小神农。

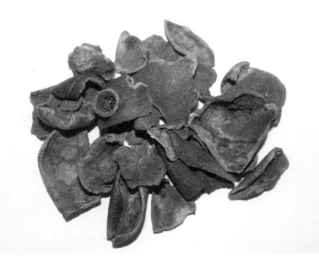

石榴皮

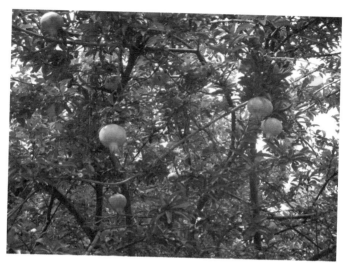

　　小神农边吃边笑着说道："既然石榴皮有这么多好处，而且现在正是石榴高产的季节，完全不用吝惜石榴皮这味药材。"

　　朱有德随即脸色一黑，说道："用药可不是儿戏，所谓是药三分毒，我们作为行医治病的大夫，万万不可拿药材和患者的生命来开玩笑。"

　　小神农知道自己说错了话，于是毕恭毕敬地请教师傅。

　　"师傅，石榴皮的用量是如何计算的？"

　　"通常来说，一般为3～9克，但对于配合的药材不同，石榴皮的用量也会相应地增加与减少。"

　　"徒儿知道了，徒儿以后再也不乱说话了。"小神农连忙说。

　　随后师徒二人继续游逛集市。

石榴皮

罂粟壳 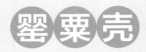——具有毒性的神奇药

朱有德、小神农正悠闲地走在集市上，突然听到后面好似有人在叫喊"朱大夫，朱大夫！"回头看去，原来是沐春堂的老板秦小六。朱有德在镇子上也算小有名气，看过的患者不计其数，这秦小六就是被朱有德医过的患者之一。恰逢恩人，自然要盛情款待一番。

待朱有德坐定，秦小六亲自去挑选了上等的茶叶并为其冲泡。

"师傅，那伙计手里拿的是什么药材啊？"小神农趁着间隙，小声问道。

朱有德循声看去，说："那叫罂粟壳。"

小神农的眼睛滴溜溜地转着，眉头时而紧锁，时而舒展，朱有德

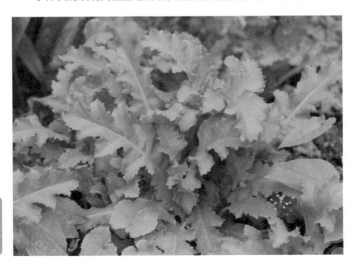

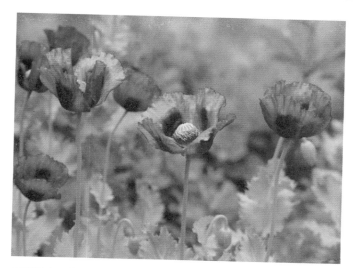

好似看出了小神农的心思，于是找了个借口打发他去一边玩耍。

　　待朱有德、秦小六交谈过后，朱有德便带着小神农起身回家。一路上，小神农一会儿跑、一会儿跳，心情非常好。

　　"知道罂粟壳是什么了？"朱有德开口问道。

　　"师傅，您真是神机妙算。"小神农说道。

　　"为师当然知道你这小脑袋瓜里在想什么。"说罢，朱有德敲了一下小神农的头，"既然这样，为师就考考你吧！"

　　"罂粟壳是什么？它生长于何处？它有什么功效？"朱有德微笑着看着小神农。

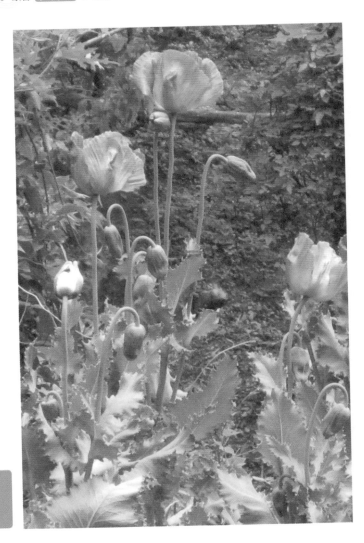

罂粟壳

小神农露出了一个自信的微笑。

"罂粟壳,也叫御米壳或者米壳。没有特别的地域之分,可以生长于全国各地。罂粟壳属于收涩药,其味酸、涩,性平,有涩肠、敛肺、止痛之功效,并且多用于经常咳嗽、经常腹泻之症。"

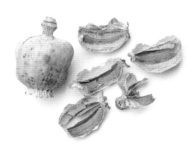

"那它的外形特征呢?"朱有德听得连连点头。

"罂粟壳通常是椭圆形或瓶状的,但我们经常见到的是片状。外表面大多呈现黄白色、浅棕色至淡紫色,摸起来光滑,看起来有光泽,非常轻,并且质地很脆。它的内表面是淡黄色的,有竖隔膜。闻起来有轻微香气,尝起来有点苦。"说完,小神农咧着嘴看向朱有德,似乎在等待他的夸奖。

"你很用心,值得表扬,但是这罂粟壳的危害你知道吗?"朱有德认真地问道。

"危害?"小神农脸上的笑容瞬间消失了,"危害是……是……"小神农缓缓低下了头,"我不知道。"

"虽然罂粟壳是一种非常好的收涩药,但多服会使人上瘾,服用过多甚至会出现头晕心慌、意志涣散等情况,所以,这味药万万不可随便使用。"朱有德说道。

小神农立刻意识到罂粟壳的危险性,于是重重地点了点头。

罂粟壳

诃子

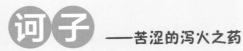

——苦涩的泻火之药

一晃几天过去了，天气也恢复了正常，小神农终于又可以跟随师傅上山采药了。小神农看看这，看看那，突然，他停了下来。

"师傅，这是什么？"小神农指着一片嫩绿的叶子问道。

"这叫诃子，也是收涩药的一种。"朱有德解释道，"它味苦、涩、性平，具有敛肺止咳，涩肠止泻，降火利咽之功效。主要用于治疗便血脱肛，肺虚喘咳，久泻久痢，久嗽不止，咽痛音哑等症。"

"原来这就是诃子啊！"小神农感叹道，"《本草经疏》中说'诃黎勒，其味苦涩，其气温而无毒。苦所以泄，涩所以收，温所以通，唯敛故能主冷气，心腹胀满；唯温故下食。甄权用以止水

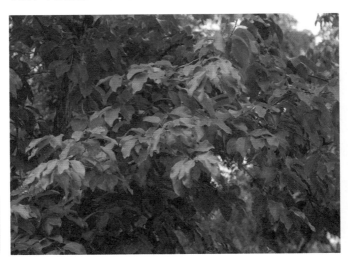

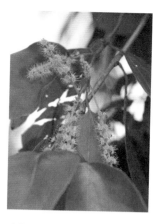

道，萧炳用以止肠澼久泄，苏颂用以疗肠风泻血、带下，朱震亨用以实大肠，无非苦涩收敛，治标之功也'，说的就是它呀。"

"没错，就是它。诃子是一种乔木，高达30米，直径约1米，树皮呈灰黑色或灰色，粗裂而厚，枝干无毛。"说着朱有德便摘下3片不同形状的树叶给小神农看，"你看这3片叶子，分别呈卵形、椭圆形、长椭圆形，先端短尖，它的基部呈钝圆或楔形，边全缘是微波状的，两面无毛。"

"那诃子的花有什么不同之处吗？"小神农好奇地问道。

"诃子的花分为穗状花序、圆锥花序两种，长5.5～10厘米。花萼呈杯状，淡绿色并且为三角形，先端短尖，外面无毛。花柱不仅长且粗，有2颗胚珠。"说罢，朱有德摘下一朵花给小神农观察。

"师傅，诃子作为药材时，我该如何辨认呢？"小神农继续提问。

"可重点看诃子的果实，它的形状为长圆形或卵圆形，表面呈黄棕色或暗棕色，有不规则皱纹，基部有圆形果痕。果肉厚实，并且较坚硬，味酸涩而后甜。其种子呈长纺锤形，种皮是黄棕色的，子叶为白色。"朱有德解释道，"现在还不是采摘诃子的季节，我们再去找找别的草药吧！"

小神农因为学习到了新的草药知识而开心不已。

肉豆蔻

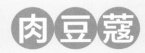

——多重功效的"假桃子"

太阳渐渐升了起来，气温也在逐渐升高，朱有德师徒二人走得有些累了，便在一处阴凉的小溪旁稍作休息。朱有德走到小溪边，用清水轻轻洗了洗脸，并且叮嘱小神农不要乱跑，随后自己便倚在旁边的石头上小憩。

"师傅，师傅，您可以帮我摘个桃子吃吗？"小神农高兴地呼喊着，一下子将睡梦中的朱有德拉回到现实。

朱有德迷迷糊糊地睁开眼，"哪里有桃子啊？"

"在那里。"小神农指着不远处的几棵树说。

来到树下，朱有德定睛一看，这根本不是桃子！

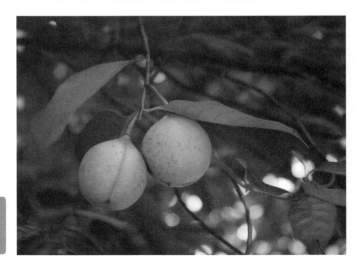

肉豆蔻

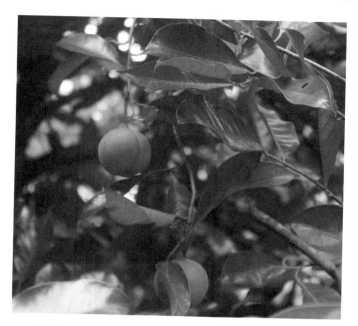

"傻孩子，这是肉豆蔻！"朱有德看着小神农哭笑不得。

"肉豆蔻？师傅您骗人。我见过肉豆蔻，它是黑色的、像小核桃一样的果实。这树上的明明是桃子！"小神农努力证明自己是对的。

朱有德笑了起来，随手摘下一颗果实给小神农，说："这个是新鲜的肉豆蔻，它的果通常是单生的，最外面的米白色的壳子是假种皮，就连里面这层红色的种皮也是假的，所以我们需要将它们全部剥下来。"说着，

肉
豆
蔻

朱有德沿着肉豆蔻红种皮至基部的撕裂处，将其外壳剥下。"你看，里面的种子呈卵珠形，子叶非常短，基部联合在一起。"朱有德一边操作一边为小神农细致讲解。

"原来是我认错了。"小神农不好意思起来。

"你现在认识了它的种子，那就看着这棵树总结一下肉豆蔻的外形特征吧。"朱有德看向小神农。

"肉豆蔻幼枝细长，叶子近革质，为椭圆形，它的花很小，"小神农仔细观察树叶间的花朵，"雄花被有3～4片裂片，呈三角状卵形，雌花稍大一点，花被分3裂，外面被茸毛。它的种子呈卵圆形或椭圆形，表面是灰棕色的，上面有网状纹；宽的一端有浅色圆形的凸起；窄的一端呈暗色且下凹，两端之间有明显的沟纹；质地非常坚硬。"小神农一口气将自己对于肉豆蔻的了解全部说出。

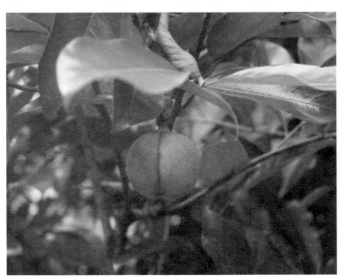

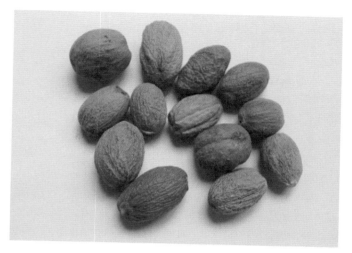

朱有德微笑着继续说道："肉豆蔻的功效你清楚吗？"

"当然，《本草汇言》曰：'肉豆蔻，为和平中正之品，运宿食而不伤，非若枳实、莱菔子之有损真气也；下滞气而不峻，非若香附、大腹皮之有泄真气也；止泄泻而不涩，非若诃子、罂粟壳之有兜塞掩伏而内闭邪气也。'所以，它是味辛、苦，性温的收涩药，可温中涩肠，行气消食，如果食少呕吐、肚子胀痛、消化不好、冷痢，就都可以用它来治疗。"

"真不愧是我的徒弟，以你的天资和学习能力，他日定能成为一名悬壶济世的良医。"朱有德看着眼前的小神农，很是欣慰。

肉豆蔻

朝天罐
——色彩艳丽的驱虫药

　　小神农继续跟师傅向前走去，虽已是正午时分，可并没有酷热难耐之感。走着走着，一阵清风袭来，风中还夹杂着些许花香，令人心旷神怡。小神农停下脚步，闭着眼感受着这扑面而来的香气。

　　"喂，那小孩，快过来。"一听便知，是师傅这个老顽童在拿小神农寻开心。

　　"知道啦，老顽童！"小神农三步并作两步跑了过去。

　　小神农见到眼前的情景，不禁惊呆了，他揉了揉自己的双眼，只见山谷中开满了大片的鲜花，红的、绿的、白的，各种颜色应有尽有，乍看过去，好似那绚丽斑斓的云罗绸缎。正当小神农发呆时，朱有德说道："看到了吗？"

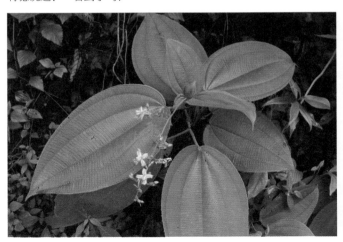

"看到了，好美啊，我第一次见到开满鲜花的山谷。"小神农完全陶醉在这美景之中。

朱有德弹了小神农的脑门一下，"我让你看这个！"

小神农顺着朱有德的手指看过去，只见旁边的一小片绿草中，长着几株淡紫色的花。小神农不知所措地挠了挠头，"师傅，这不也是花么？"

"你仔细想想，在《贵阳民间药草》这本典籍中，'酸涩、微寒、无毒'说的是什么？"

"啊！是朝天罐！难道……这就是朝天罐？"

"正是。"朱有德回答道，"这朝天罐生长在海拔250～800米的山坡、山谷、水边、路旁、疏林中或灌木丛中，它有补虚益肾，收敛止血之功效，专治痨伤咳嗽吐血、痢疾、下肢酸软等症。"

"师傅，您快给我讲讲这朝天罐的特征吧！以后再见到它，我就会分辨啦！"小神农兴奋地说。

朱有德说道："你仔细看这株朝天罐，它的茎是四棱形的，其实还有一部分朝天罐的茎是稀六棱形的。你再看它的叶子是对生的，可是旁边这株的叶子却是3枚轮生的，叶片坚硬，大多是卵形或卵状披针形，顶端尖，底端呈圆形，全缘，有缘毛。它的花期是7～9月，圆锥花序顶生。花萼长约2.3厘米，花瓣呈深红色或紫色，为卵形。花谢后可结出卵形的蒴果，被宿存萼包着，中间部分略有收缩，并带刺毛。朝天罐的这些特征，你全都记住了吗？"

"嗯，弟子全部记住了！"小神农胸有成竹地说。

朱有德说道："真是不枉师傅一心栽培你！那我们先在此地稍稍休息，然后回家。"

"今天收获颇多，晚上我要好好温习一下今天学到的药理知识。"小神农乐得合不拢嘴。

朝天罐

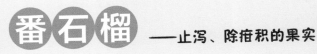

番石榴 ——止泻、除疳积的果实

昨天去山上采了一天草药，于是，今天小神农浑身酸疼，完全没精神做别的了，索性赖在床上不起来。

"小懒虫，还不起床啊？"朱有德一边敲门一边向屋内喊道。

"师傅，门没锁，您进来吧。"小神农慢悠悠地从床上坐起来。

朱有德背着手走到小神农的床边，顺势坐了下来，微笑着说："怎么？昨天玩得太开心，今天浑身酸疼了吧？"

"师傅您真是料事如神。"小神农一边敲着自己的胳膊一边说。

"吃了吧。"朱有德将一个番石榴递给小神农。

"嗳！"小神农马上伸手去拿，可朱有德却把手一缩，让他扑了个空。

"吃之前有几个问题要考考你。"朱有德笑着说。

"哎呀，师傅，怎么吃个番石榴还要回答问题啊。"小神农噘起了嘴。

"不想回答也可以，那为师留给自己吃了。"说罢，朱有德便要起身出门。

"等一下，我回答就是了！"小神农继续说道，"师傅您出题吧！"

朱有德一边把玩手中的番石榴，一边说："你先把番石榴的功效说出来吧。"

"这还不简单！番石榴味甘、涩，性平，有涩肠止泻、止痢疾、除疳积、防脱肛以及敛疮的功效。"

"过关。下一个问题是，番石榴的外形特征。"

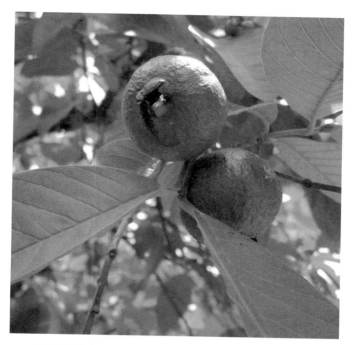

"番石榴属于乔木，树高5～12米。它没有直立的主干，但根系比较发达。叶片是对生，于叶背面及中肋处，有隆起的侧脉，花朵单生，多聚于叶腋，为两性。一般雌花1朵，多雄花。结卵形浆果，表面生有小斑点，也就是我们吃的番石榴，里面含多枚种子，小而且坚硬。"

"怎么样？师傅，我可以吃番石榴了吧！"小神农调皮地说。

"掌握得还算扎实，番石榴可以奖励给你吃了！"朱有德笑呵呵地将番石榴给小神农，"一会吃完来帮我整理药材，不许偷懒！"

"好！"小神农笑着回答道。

番石榴

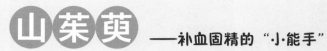

山茱萸
——补血固精的"小·能手"

　　早上吃过饭后，小神农去镇子东头倒垃圾，恰巧遇见刚从山上回来的二虎。看见二虎手里拿着一把像山楂一样的果子，小神农顿时来了兴趣。

　　"二虎哥，你手里拿的是山楂吗？"小神农问。

　　"这不是山楂，是山茱萸。"二虎一边笑着一边拿了几颗递给小神农，"这几颗送给你吧！"

　　"谢谢二虎哥。"小神农提着篮子一溜烟跑回了家。

　　"师傅！师傅！"小神农一边跑一边喊朱有德，"您快看，这小

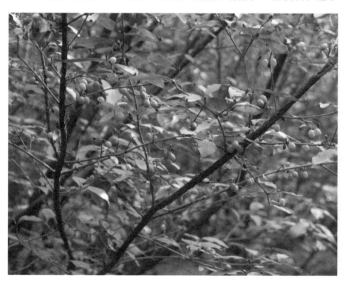

山茱萸

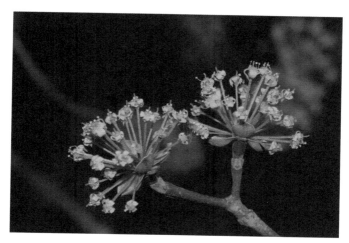

东西居然是山茱萸。"

小神农气喘吁吁地跑到朱有德面前。

"我刚才碰见隔壁的二虎哥，他送给我几颗山茱萸。师傅您说这山茱萸是做什么用的？好吃吗？也像山楂一样酸酸的吗？"小神农一连提出了好几个问题。

朱有德拿过小神农手里的山茱萸，一边看一边对他说："这山茱萸是收涩药的一种，其味酸，性微温，归肝、肾经，主要起补益肝肾、补血固精、强身之功效，对于腰膝酸软、耳聋耳鸣、小便频数、头晕目眩、虚汗不止等症都有治疗作用。"

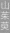

"哇，这小东西真厉害呀。可是它

的植株到底长成什么样子呢？"小神农认真地问道。

朱有德为他解惑道："这山茱萸有落叶乔木、灌木两种。树的高度在4～10米。树皮呈灰褐色，小枝光滑。叶子对生，全缘，大多为卵状披针形或卵状椭圆形，上端是尖的，基部有宽楔形和圆形两种，叶表为绿色并且无毛，叶背则为浅绿色，有白色贴生短柔毛，中脉明显。山茱萸5～6月开花，为伞形花序，簇生于小枝顶端。花很小，4枚萼片，不明显，花朵为黄色。"

"哦，那我手里的就是它的果实对吗？"小神农似有所悟。

"对，你拿来的是山茱萸的核果，呈椭圆形，大多为红色，但也有部分为紫红色。果内会有种子，为长椭圆形。通常将采摘来的新鲜的山茱萸进行晾晒、烘干，以便入药以及方便保存。"朱有德细致地解释了山茱萸。

"师傅，我全都记住了！"小神农开心地说，"我要将这些记录在本子里。"

"快去吧！"朱有德笑道，"哪里不清楚可以随时来问师傅！"

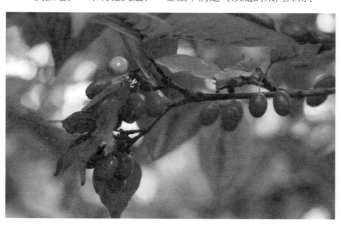

山茱萸

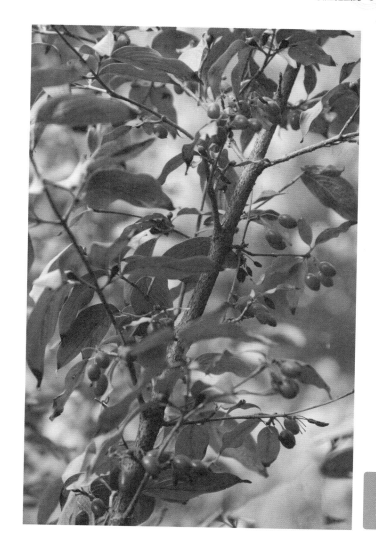

山茱萸

覆盆子 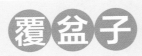 ——强肾固精的水果

天刚蒙蒙亮时，朱有德与妻子便起床了。他们打算赶早去买只新鲜的鸡回来，给小神农做点好吃的补补身体。没想到，路过小神农的房间时，却看到他的屋子里烛光明亮。朱有德仔细回想近几天，小神农屋子里的灯总是很晚熄灭，早晨又早早亮起。他肯定是又早起来背书了，朱有德正想着，就听到小神农的声音：

"师傅，您和师娘要去哪里？"

"我们去买只鸡，给你补补身子。"朱有德微笑着说道。

"师傅，我陪您一起去吧，让师娘多睡会儿。"小神农一边说一边拿过师傅的竹筐背在自己身上。

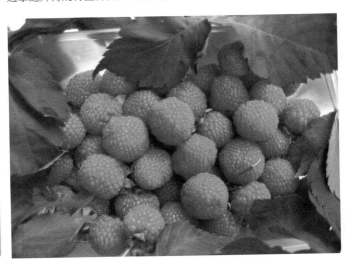

覆盆子

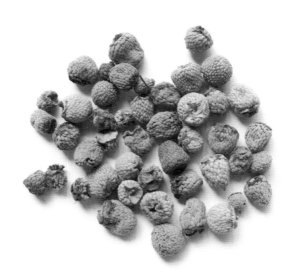

朱有德与妻子都笑了，这小神农不但爱学习，而且特别懂得体贴别人。

"你最近怎么起得这么早？"朱有德与小神农走在路上，有一搭没一搭地聊着天。

"徒儿觉得自己进步很慢，许多药理知识都没有掌握，所以要更加勤奋才行。"小神农如实回答。

"那今天早晨都背什么了？"朱有德笑着问道。

"背的是覆盆子。《本草通玄》这本书中说'覆盆子，甘平入肾，起阳治痿，固精摄溺，强肾而无燥热之偏，固精而无疑涩之害，金玉之品也'。"小神农流利地回答。

覆盆子

　　"没错，覆盆子为收涩之药，其味甘、酸，性平，最善补肝肾，所以可以固精、明目、助阳、缩小便，对于须发早白、目暗、遗精、溲数、宫冷不孕等症都有治疗作用。"朱有德为小神农补充覆盆子的功效。

　　"可是，我虽然知道了它的功效，却还不知道它长成什么样呢。"小神农似有惋惜之色。

　　"师傅讲给你听。覆盆子为藤状灌木，不高，只有1.5～3米，枝细并且无毛。单叶的形状类似圆形，基部呈心形，分5深裂，边缘有齿，两面带白色短毛。花为单生，雌雄同株，萼片5枚，长圆形，两面都有短柔毛。花瓣5个，呈椭圆形或卵状长圆形，顶端圆钝，结聚合果，为球形。"朱有德解释道。

　　"师傅，覆盆子的果实与山莓很像，又该如何分辨它们呢？"小神农继续提问。

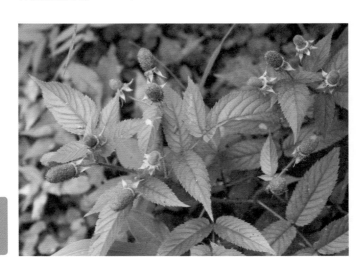

覆盆子

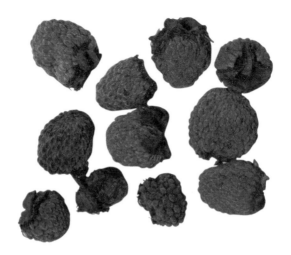

朱有德回答："覆盆子为聚合果，多数小核果聚在一起，全部呈圆锥形或扁圆锥形，表面为黄绿色、淡棕色。小核果非常容易掉落，并且每个小核果都呈半月形。味道不浓，尝起来有酸涩之感。"

"原来这就是覆盆子，我又新学到了一种草药知识。"小神农高兴地笑了。

桑螵蛸 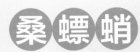——神奇功效的"土块"

朱有德师徒二人提着东西刚回到家，就看见隔壁的王二婶来了，手里还拎着一包什么东西。

"王二婶好，您来找我师娘吗？我去叫她。"小神农说着就要向厨房里走。

"不用叫你师娘了。"王二婶边说边将一只布袋递给小神农，"这辅料是我早上配好的，听你师娘说她今天要炖鸡，我就给她送一点来，保证美味可口。"

"谢谢王二婶。"小神农送走王二婶后便来到厨房。

"师娘，刚刚王二婶送了一包香料过来，说是可以让鸡鲜嫩可

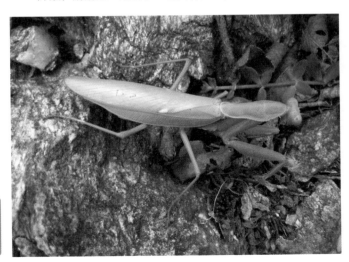

口。"小神农重复了刚才王二婶说的话。师娘果然很高兴,马上说:"我正缺少炖鸡的调味料呢。"

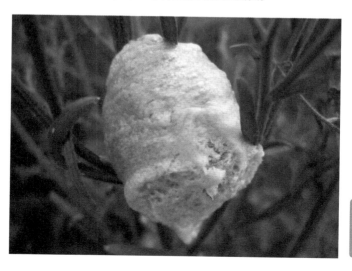

朱有德在一边听说王二婶自己配了调味料,便好奇地将香料打开,只见里面净是些肉豆蔻、孜然、姜、八角……忽然,朱有德笑了起来,小声嘀咕道:"这个王二婶啊,糊里糊涂的!"

"师傅,您说什么呢?"小神农不解。

"小家伙,看看这是什么?"朱有德从调味包里捡出了一块土灰色的东西给小神农看。

"这……这是土块吧!"小神农挠了挠自己的头。

桑螵蛸

"再仔细看看！"小神农拿过朱有德手里的东西，仔细端详。

小神农低头闻了闻，又用舌尖舔了舔，"这是什么东西啊？有点腥味，还有一点咸。"

"这叫桑螵蛸，是一种收涩药。"朱有德解释道。

"原来是味药材啊，这东西也可以提味吗？"小神农问道。

"不可以，所以这王二婶一定是弄错了，误将它与这些香料放在一起。"朱有德说，"不过，这桑螵蛸乍一看跟肉豆蔻确实有几分相似，也难怪她会看错。"

"师傅，既然桑螵蛸是药材，您就给我讲讲它的确切功效吧。"小神农无时无刻不处于学习状态。

"桑螵蛸味咸、甘，性平，主要有固精缩尿，补肾助阳的功效。对于带下清稀、夜尿频多、精关不固、肾气虚弱、神思恍惚、腰痛如折、中气不足等症都有治疗作用。但你要记住，桑螵蛸可分为团螵蛸、长螵蛸、黑螵蛸3种，其状各有不同呢。"

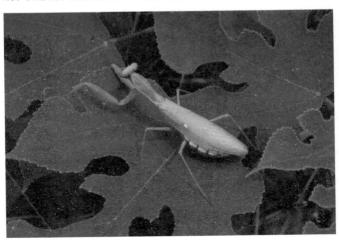

桑螵蛸

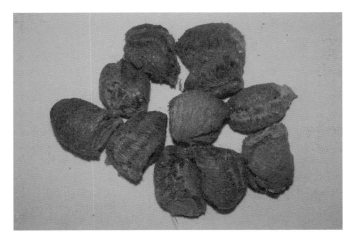

"师傅，这3种桑螵蛸有什么区别？您给我讲讲吧。"小神农一听，连忙追问。

"你手里拿的这颗就是团螵蛸。团螵蛸以圆柱形或半圆形居多，长2.5～4厘米，宽2～3厘米。表面为浅黄褐色，上面有轻微凸起，有的底面平坦，但有的底部有凹沟。分量很轻。气味如你所尝，微腥且微咸。长螵蛸则是长条形的，一端粗一端细，长2.5～5厘米，宽1～1.5厘米。颜色比团螵蛸深，上面的凸起也比团螵蛸明显。而黑螵蛸呈平行四边形，长2～4厘米，宽1.5～2厘米。表面为灰褐色，与团螵蛸一样，凸起明显，但两侧带有斜条纹理。"朱有德认真地向小神农讲解桑螵蛸的类别。

"今天不仅学到了新知识，还能吃到美味，简直是太开心了！"小神农一边生火一边兴奋地说。

桑螵蛸

金樱子
——涩肠止泻的"山石榴"

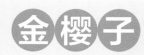

今日天气晴朗，碧空万里无云。小神农将前些日子采摘来的新鲜草药平铺在院子里。将所有药材按类别整理好后，他才躲在树阴下的草席上，看起书来。

"咳，咳！"朱有德在院子里轻咳了两声。

小神农知道师傅来了，立刻坐了起来。

"小家伙，跟着为师已有一段时日了吧。"朱有德继续说道，"为师要对你进行考试。"

"啊！考试？"小神农瞪大了双眼，"师傅，您怎么跟私塾先生似的？"小神农嘟起了嘴，表示自己的不满。

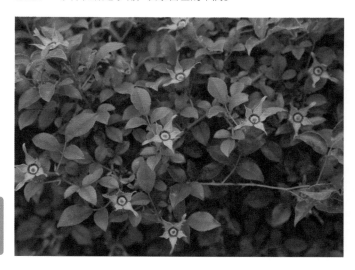

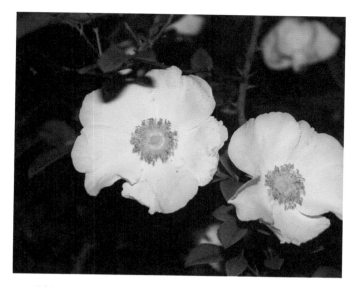

"废话少说，今天的考题就是采摘收涩之药——金樱子。要快去快回哦。"

没想到，朱有德话音刚落，小神农已经拿起锄头与药筐跑了出去。

一路上，小神农都在仔细回想金樱子的特征、药性等。

"金樱子又叫糖罐、刺头、倒挂金钩、黄茶瓶，它是常绿蔓性灌木，高约5米，小枝很粗壮，并且具有散生扁弯皮刺。小的叶片为椭圆状卵形，先端急尖或为圆钝状，边缘布满锯齿，上面为亮绿色且无毛，下面为黄绿色。"小神农一边走一边嘀咕着，"它的花期为5月，花朵单生于叶腋，萼片呈卵状披针形，先端呈叶状，边缘大多羽状浅裂或全缘，上面布满刺毛和腺毛。花瓣是白色的，呈宽倒卵形，先端微凹。"小神农边走边自言自语。

金樱子

"这个不是，这个也不是。"小神农一边焦急地找寻着金樱子，一边在嘴里不断重复，生怕摘错草药。

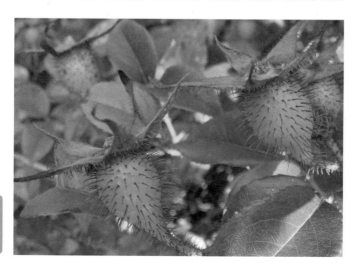

正午时分，小神农气喘吁吁地跑了回来，药篓里放着一大把金樱子。

朱有德内心高兴，却面无表情："采得没错，可你知道它有何功效吗？"

小神农一边喘着粗气一边说道："金樱子味酸、甘、涩，性平，最大的功效就是固精缩尿、止咳平喘，对脾虚久泻、遗尿、遗精、小便频数、子宫下垂等症有治疗作用。《本草新编》中就说'金樱子，世人竞采以涩精，谁知精滑非止涩之药可止也。遗精梦遗之症，皆尿

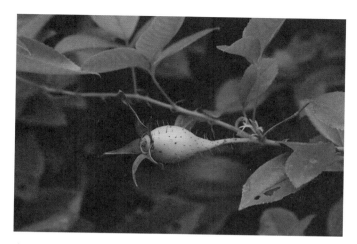

窍闭而精窍开，不兼用利水之药以开尿窍，而仅用涩精之味以固精门，故愈涩而愈遗也。所以，用金樱子，必须兼用芡实、山药、莲子、薏苡仁之类，不单止遗精而精滑反涩，用涩于利之中，用补于遗之内，此用药之秘，而实知药之深也'。"

朱有德继续问道："它的生长环境又是怎样的？"

"金樱子喜温暖干燥的气候，并且以排水性良好、疏松、肥沃的沙质土壤为宜。"小神农回答道。

"嗯，不错，我们的小神农不但了解药材的特征、药性及功效，还能引经据典，真是孺子可教啊。"朱有德说着，笑了起来。

金樱子

莲子 ——补心肾、益脾胃的收涩药

小神农吃过饭后，正在院子里散步，就看见朱有德背着手从房间里走出来。小神农见状，有种不祥的预感，于是便打算开溜。

"去哪里啊？"朱有德说道。

"我……哎呦，我肚子疼，我要去茅房！"小神农夸张地捂着自己的肚子。

"还装！"

"师傅您真是慧眼，这都看穿了。"小神农尴尬地笑了两声。

"现在要继续考试！别想蒙混过关。"

小神农虽然热衷学习草药，也付出了不少努力，可一说到考试，

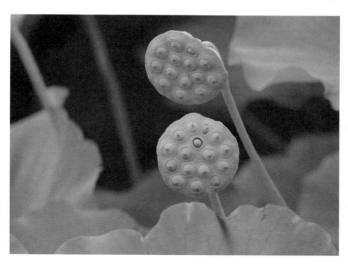

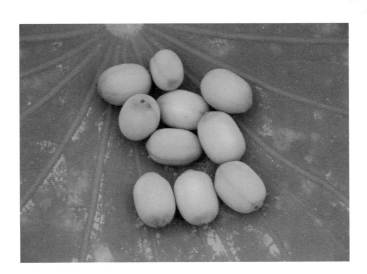

他就不免有几分畏惧："现在要考哪一味药材呀？"

"那就说点能吃的吧。莲子的特征你能说出来吗？"

"是！莲子为多年生水生草本，根茎横生，节间膨大，里面有许多能够通气的孔道，上面长有黑色的鳞叶，下面生有须状不定根。叶子为圆形，就像盾一样，直径25～90厘米，全缘呈波状，身上有白粉状物体。叶柄略微粗壮，呈圆柱形，空心，表面生有不规则的小刺。每年5～7月开花，花瓣大多为红色、粉红色或白色，通常呈矩圆状、椭圆形。花托于果期开始变大，为海绵质，内含坚果，通常是椭圆形或卵形，果皮为革质，成熟时变为黑褐色。种子即莲子，呈

莲子

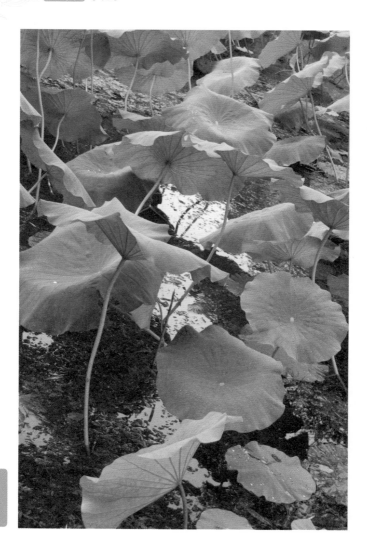

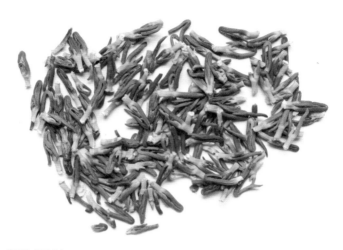

卵形或椭圆形，种皮呈红色或者白色。一端中间突起，多有裂口，四周下陷，内有子叶2枚，颜色黄白，中间有空隙，有一枚莲子心，绿色。"小神农说道。

"不错！"朱有德缓缓开口，脸上并无任何表情，"再说说莲子的功效。"

小神农回答说："《本草纲目》中说'莲之味甘，气温而性涩，禀清芳之气，得稼穑之味，乃脾之果也'；而《玉楸药解》中又说'莲子甘平，甚益脾胃，而固涩之性，最宜滑泄之家，遗精、便溏，极有良效'。所以，它是补肝肾、益脾胃的收涩药，不但清心醒脾、补脾止泻，还能固精止带、滋补元气，对于久痢、腰疼、心烦失眠、脾虚久泻、遗精、赤白带下、大便溏泄都有调理之功效。"

"过关！"朱有德说道，"掌握得还算扎实！"

小神农向师傅做了个鬼脸，长舒了一口气。

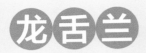

龙舌兰——会冬眠的收涩药物

早上吃完饭，朱有德就收拾好采药的小铲子和背篓，准备叫上小神农一起上山采药，"小神农，快收拾收拾，我们要出去采药了。"

蹲在院子中间不知道在干些什么的小神农听到这句话，立刻高兴地跳了起来，对师傅说："师傅，我们去采点龙舌兰回来吧，回来就种在咱们家的院子里。"

朱有德疑惑地说："可以是可以，不过为什么要种龙舌兰呢？"

"我昨晚看到医书上说，龙舌兰茎或叶子可以拿来做食物，还可以用来驱虫，好棒啊。"小神农说得眉飞色舞。

朱有德笑着说："好啊。师傅今天就跟在你身后，由你来辨认龙

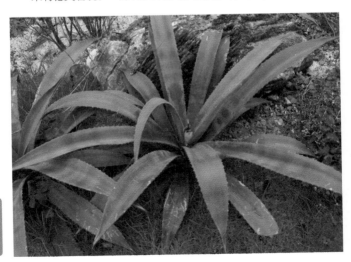

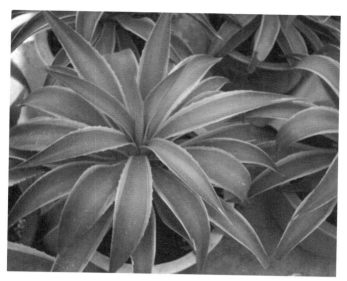

舌兰，但是如果你采不到的话，那可就没得吃了啊。"

小神农拍拍胸脯说："得嘞，您就瞧好吧，师傅。"

转眼间，师徒俩就来到了后山，一路上都是小神农带路走在前面，朱有德走在后面跟着。小神农认真地看着周围的环境，突然看见了一块阴凉的地方，高兴地跑了过去，然后仔细地寻找，发现不远处就有一株龙舌兰，立刻跑过去看了看，招呼着师傅说："师傅，我找到了，快过来，快过来。"

朱有德听到这句话，也加快了脚步，走过去发现的确是龙舌兰，却装作不知道的样子，对小神农说："这个真的是龙舌兰吗？你确定吗？"

"当然了，师傅您看，这里的土壤湿润而且是沙质的，这里的阳光充足，凉爽、干燥，这都是龙舌兰生长的环境。龙舌兰的适应力很强的。"小神农顿了顿，摸着龙舌兰的叶子，又说："龙舌兰是多年生植物，叶呈莲座式排列，叶缘具有疏刺，顶端有硬尖刺，刺暗褐色，花黄绿色。"

朱有德听后点了点头说："不错，是这个样子的。那你再说说龙舌兰的药用价值吧。"

小神农仔细想了想，说："龙舌兰具有收涩止血的效果，如果患者有咳嗽吐血的症状，就可以使用龙舌兰这味中药，不仅能够起到很好的收涩止血效果，还可以止咳润肺呢。"

朱有德十分满意，说："不错不错，那我们快点挖回去吧。"

到了家，小神农的第一件事就是赶紧在院子里沙质土壤的角落挖坑，然后将龙舌兰种在里面，浇水。这一切都忙完，小神农已经累得满头大汗了。这时，朱有德走过来看着小神农种的龙舌兰。

小神农十分满意地说："师傅，您看，龙舌兰非常能适应日照充沛的环境，如果环境中的阳光不够充足时，它的生长就会变得不好，

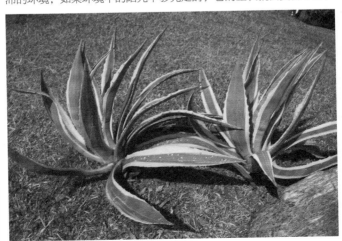

龙舌兰

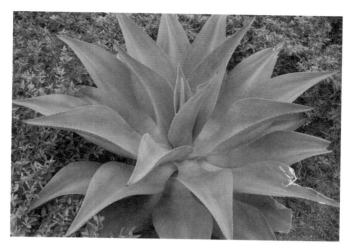

失去它原有的英姿。我选的这个位置多好,阳光多么充足。"

　　朱有德看了看,说:"确实选得不错。施点肥吧,不过一年只能施一次,你可不能施过量了。"

　　小神农立刻说:"我知道,师傅,我不会的。我还知道在龙舌兰的冬眠期间不能浇太多水呢。放心吧,师傅,我会养好它的。"

　　朱有德放心地说:"好好好,师傅相信你。"

野漆树叶

——能够杀虫的叶子

雨过天晴，小神农与朱有德走向山林间的小路。虽然鞋子上沾满了泥土，也不能影响二人美好的心情。走着走着，小神农脚下一滑，摔倒在地。

"师傅，您猜我发现了什么？"小神农索性躺倒在泥土上，并不急于起来。

"你这孩子，还不快起来，身上全都弄脏了！"朱有德带着些责备的语气说道。

"哎呀，师傅，您先猜猜我看到了什么？"小神农躺在那里，一点也没有起来的意思。

"鸟窝？蜂房？喜鹊？"朱有德敷衍地乱猜一通。

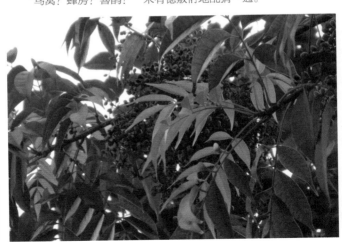

"不对！是野漆树！"小神农一边起身一边说。

"你终于肯起来了？"朱有德说道，"我看你真是越长大越不听话了！"

"哎呀，师傅您别生气嘛！"小神农撒娇地说，"为了弥补我的过错，我给您说一下野漆树的外形特征吧！"小神农一脸谄媚的笑。

朱有德默不做声，假装很生气的样子。

"野漆树属于落叶乔木，高约10米。它小枝光滑，粗壮，顶芽大，颜色紫褐，无毛。叶片为羽状复出，多集于枝顶。叶子纸质，长圆状，前端尖，基部偏斜，为全缘。叶片两面无毛，但有白粉。它会在枝顶生圆锥状花序，而且具有分枝，它的花萼无毛，前端开裂，为卵形。花瓣长圆形，中间有不明显的脉络。花朵外卷，颜色黄绿，花丝为线形。花一谢就会结出偏斜的大核果，直径7～10毫米。核果前端偏离中心，果皮很薄，带有蜡质，里面有坚硬的果核。"小神农边说，边偷偷窥视师傅的神情。

"那野漆树的功效是什么呢？你总要一起说出来才行吧！"朱有德不依不饶。

小神农自信地说："野漆树的叶子、根、果都可以入药，其味苦、涩，性平，有小毒。不过，它止血、消瘀、解毒、除肿功效很强，而且特别善于杀虫，《福建民间草药》就说它'破血通经，消积杀虫'。"

"嗯，还算不错。"朱有德这才点了点头，"这次原谅你，以后不可以再这样了。"

"我知道了，师傅。"小神农低下了头。

大风子

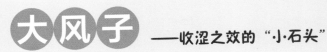

——收涩之效的"小石头"

　　小神农睡醒午觉，推开门发现已经快傍晚了。他愣了一下才明白，原来自己睡了整整一个下午。于是他马上揉了揉眼睛到院子中来，看到师傅盘腿坐在地上整理草药，平时，这可都是他的活。

　　"师傅，我来整理吧！"小神农飞快地跑了过来。

　　"睡醒啦，小懒虫？"朱有德笑着问道。

　　"嘿嘿，一不小心睡过头了。师傅，您怎么没叫醒我？"小神农不好意思地挠了挠头。

　　"为师知道你最近都学习到很晚，便想让你多睡会，补充补充精力。"朱有德一边整理草药一边说。

　　小神农也坐下来和朱有德一起整理草药。

　　"诃子、山茱萸，这都是收涩药……"小神农开始小声嘀咕着草

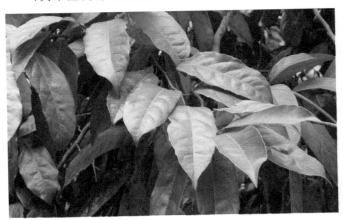

大风子

药的种类与药性。"五味子、石……石头?"小神农不敢相信自己的眼睛,"师傅,我看您真是老糊涂了,您怎么把小石块放进来了?"小神农马上说道。

朱有德立刻拍了小神农的后脑勺一下,"你再好好看看,这是什么?"

小神农来来回回、仔仔细细地看了五六遍:"还是小石块啊!"

"这是大风子!"朱有德大声说。

"大风子?我从来不知道这味药材,这是什么药呀?"小神农一头雾水。

"大风子又叫麻风子,以种子入药。先说这大风子,它属于乔木。叶片互生,质地轻薄,呈长椭圆形。花序总状,为腋生,雄花密集,雌花少。花朵4枚萼片,4个花瓣,都为卵形,边缘有睫毛。花谢后结浆果,为球形,上面有褐色的毛覆盖,大致为三角形。它的种子呈不规则的卵圆形,或多面形。外皮呈灰棕色或灰褐色,有细纹,较小的一端有明显的沟纹。"朱有德一边解释一边用锄头将种子敲开,"你看,这种皮不仅厚而坚硬,内表面十分光滑,呈浅黄色或黄棕色,当种仁与皮分离后,呈灰白色,并且有油性,外面还有一层红棕色或暗紫色的薄膜。气味清淡。"

"原来这就是大风子啊?那它用来治什么病呀?"小神农追问。

"大风子味辛,性热,用来攻毒、杀虫、祛风效果都很好,《医林纂要》中就说大风子可'行痰,杀虫,劫毒。用霜,亦可劫顽痰,行积水',但大风子的种子有毒性,所以万万不可随意使用。"朱有德严肃地叮嘱道。

"放心吧师傅!您说的话弟子全部铭记于心。"小神农拍着胸脯保证道。

猪牙皂

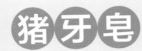

——具有消炎功效的"干豆角"

这天吃过午饭后，朱有德带着小神农在院子里散步，顺便活动活动筋骨。这时，一只信鸽飞了过来，落在朱有德的肩膀上。朱有德将信鸽腿上的信拿了下来，阅读的过程中不时发出一阵大笑。

"师傅，您怎么笑得这么开心？"小神农好奇地问道。

"我的师弟开了一间草药山庄，他邀请我们过去做客。"朱有德笑道。

"哇！又可以去玩了！"小神农开心地叫喊起来。

"快去收拾衣物，我们明日一早出发。"

"好！"小神农一蹦一跳地回到自己房间。

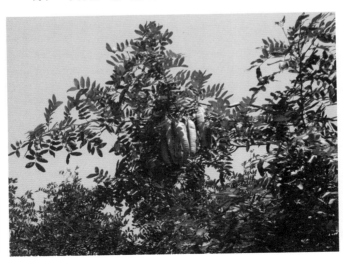

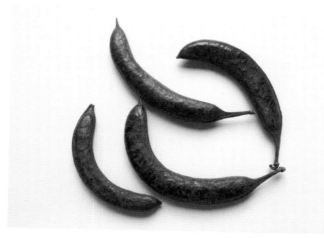

小神农将角落处的一叠衣服拿了起来，却听见"啪嗒"一声，只见几个黑影落地。小神农捡起地上的物体看了看，随后便跑到朱有德的房间。

"师傅，您看这是不是猪牙皂？我不敢确认。"小神农认真地问道。

"这确实是猪牙皂。"朱有德回答道，"你在哪里弄来的？"

"刚才收拾衣服从口袋里掉出来的。"小神农回答。

"你呀，快拿去放好，这么好的猪牙皂，居然到处乱丢。你忘了《日华子本草》中说它'通关节，除头风，消痰，杀劳虫。治骨蒸，开胃及中风口噤'了？不知道的还以为你要给口袋除虫呢。"朱有德风趣地说。

小神农咯咯地笑了起来："师傅，我自己都不知道什么时候放在口袋里的了。我明明没有看到过猪牙皂的植株呀，是从哪里采来的呢？"

猪牙皂

"这么说你连它的外形特征都不知道？"朱有德问。

"我真的不知道，您顺便给我讲讲吧。"小神农不好意思起来。

"猪牙皂来自于皂荚树。这是一种落叶乔木，高可达30米。树皮深褐，带粗刺，有分枝。叶子为一回羽状复叶，纸质、边缘有细齿，带明显网脉，两面凸起。它3～5月开花，花序总状，花为杂性。4个花瓣，为长圆形，为黄白色。花谢之后会结出荚果，带状的，有的劲直，有的则扭曲。荚壳肉质，内有荚果，也就是这猪牙皂了。"朱有德说着，拿起一颗猪牙皂继续说，"你看它呈圆柱形，略扁并且弯曲，表面为紫棕色或紫褐色，上面覆盖着灰白色蜡质粉霜，擦去后是有光泽的，仔细观察能看到疣状凸起、线状或是网状的裂纹。质地清脆，容易被折断。中间有淡绿色或淡棕黄色的丝状物存在，有种子发育不全的情况存在。虽然气味微淡，却有刺激性，吃起来先甜后辣。"

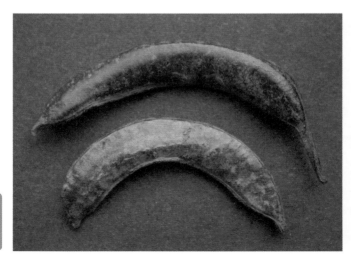

猪牙皂

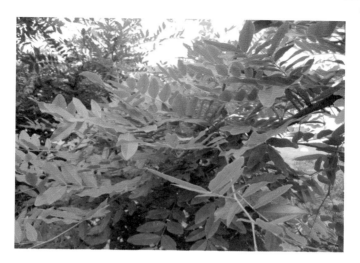

"哇，它好神奇呀。"小神农不由感叹道。

"不过，你要记住它的禁忌，通常体弱之人以及孕妇不可食用，因为这猪牙皂还有堕胎的功效。所以，药材虽好，也要用得正确，不然就适得其反了。"朱有德说道。

"师傅，我都记下了，一定不辜负师傅的教导。"小神农坚定地说道。

"我的好徒儿！"朱有德摸摸小神农的头，继续说道，"今晚不要熬夜了，早些休息，我们这次要出远门，务必将随身物品都带齐。"

"我知道啦，师傅！"小神农说着就跑回了自己的屋子。

山麻杆

——杀虫的"小麻杆"

天还灰蒙蒙的，朱有德已经叫起小神农吃早餐了。简单吃过早饭，师徒二人便拿起行李出了门。随着太阳逐渐升起来，路上的行人也渐渐变多，小神农又开始变得活跃起来。

"师傅您看，这种树长满了红色的叶子，可真漂亮，我还是第一次见到呢！"走到山坡小路上时，小神农忽然发现了好看的植物。

朱有德说道："这叫山麻杆，又名桂圆木，它的茎、皮、叶可以入药，其味淡，性平，有解毒，杀虫，止痛之功效，用它驱治蛔虫效果非常好。而且不需要煎制，只需将其磨成粉，加入面粉中蒸成馒头来吃就好了。"

"原来这山麻杆是药材啊！而且是不用喝药汤的药材，这样小孩

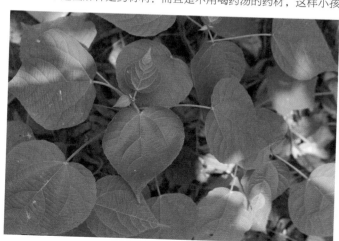

子驱虫更容易了。"小神农有感而发，每次自己生病，师傅煎的那药实在太苦，难以下咽。

"如果被蛇、狗咬伤，也可以用它治疗哦，不要只记一种功效。这种药煎煮喝下，会引人呕吐，所以才起到解毒的作用。"朱有德笑着说。

"师傅，您等等我，我要好好观察一下山麻杆的特征。"小神农被这味药材吸引了。

"山麻杆是一种喜阳的植物，稍耐阴。早春时的叶子为红色，而后变成红褐色。"朱有德笑着，开始为小神农总结药物特征，"它属于落叶丛生小灌木，高1～4米。你看它的茎干直立且分枝很少，茎表皮呈紫红色。叶子薄如纸张，呈阔卵形或近圆形。"朱有德随手摘下几片叶子给小神农，"你看，这叶子顶端是尖的，底部为心形、浅心形或近截平，有的边缘有粗锯齿，而有的则是细齿。它结扁球形蒴果，表面有柔毛，内含卵状三角形种子，种皮为淡褐色或灰色。"

"师傅，山麻杆的花是什么样子呢？"小神农提问道。

"山麻杆花期为3～5月，它的花很小且单性同株。雄花为穗状花序，雌花为总状花序，雌花比雄花少，4枚萼片，几乎没有花瓣。"朱有德解释道。

"我记住这山麻杆了！"小神农一边说一边伸手去摘枝上的叶子。

"不着急，山麻杆又不会长腿自己跑了，等我们回来时，你再采摘也不迟！"朱有德说道。

"师傅说得对。"小神农不好意思地笑了，"我都习惯了，出门遇到草药就想采。"

朱有德摸了摸小神农的头，"时间不早了，我们继续赶路吧！"

小神农点了点头，与师傅一起朝山上走去。

猫眼草

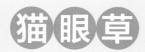

——杀虫拔毒的"小·荷叶"

　　朱有德、小神农一直在赶路，丝毫不敢耽搁，二人必须在天黑之前，翻过一座不算陡峭的山，并且找到落脚的旅店。转眼间，已烈日当头，朱有德找了一处靠近水源的地方休息。他刚刚坐定，便听到了小神农的叫喊。

　　"师傅师傅，您快看这是什么？翠绿翠绿的，好像小荷叶一样。"小神农指着旁边的一片绿草说。

　　朱有德有些疲乏，眼睛也没睁就说道："杂草有什么大惊小怪的。"

　　"不是，师傅您仔细看看，这跟一般的杂草不一样！"小神农摇着朱有德的手臂说。

　　朱有德睁开眼睛一看，杂草中果然有像小荷叶一样的植物，便

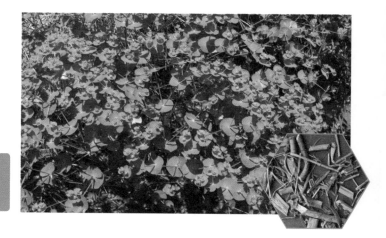

猫
眼
草

说："哦，这是猫眼草。"

"猫眼草？果然如其名，长得真好看！"小神农赞叹道，"师傅您快给我讲讲这猫眼草吧！"

"你别看猫眼草这名字好听，它还有其他称呼呢！"朱有德喝了口水继续说，"它又叫乳浆大戟、细叶猫眼草、烂疤眼、乳浆草。"

"这些名字都不怎么好听。"小神农噘着嘴。

"猫眼草是多年生草本植物，长约20厘米，直径3～6毫米。有些不分枝，有些分枝，大多是曲折形的，且为褐色或黑褐色。"朱有德开始为小神农讲解猫眼草的外形，"你看它的草茎，分为单生和丛生。单生时基部大多为分枝，叶子前端为尖状或近圆形，基部则近平截，样子有些类似于荷叶，不过比荷叶小很多。这种草虽然不大，但也一样开花，每年4～10月，它就会于二歧分枝的顶端，长出单生花序。总苞呈现钟状，边缘分5裂，裂片为半圆形或三角形。雄花比雌花多，雄花可见宽线形苞片。花谢之后，结三棱状球形蒴果，表面有3条纵沟。蒴果成熟可自然分裂3片，内有卵球状种子，成熟时为黄褐色。"朱有德一口气将猫眼草的特征全部说完，只见小神农蹲在地上，用手托着脑袋，一动不动地盯着猫眼草，不知他在思考着什么。

"我刚才说的话都记住了吗？"朱有德晃了晃小神农的身体。

"嗯！师傅说的我都记住了！"小神农回过神来，又问："可是，师傅，您说这猫眼草有什么功效呢？"

"这猫眼草可全草入药，它味苦，性微寒，但同样也具毒性，所以要小心使用。但它苦、辛、凉的性质，可以起到镇咳，祛痰，散结，逐水，拔毒，杀虫的作用，用来治疗虫症、水肿、疥癣、咳喘、肿毒等病都很不错。"朱有德说道。

"徒儿全都记住了！"小神农用力点着头，然后师徒二人继续上路。

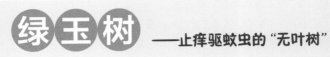

绿玉树

——止痒驱蚊虫的"无叶树"

快到正午了，小神农的肚子饿得咕咕直叫，于是二人便找了处干净的地方吃饭。朱有德从包袱里拿出两个饼，还有一些干菜。出门在外毕竟不比家里，吃的东西更要简单为好。小神农一边吃一边四处观看。

"找什么呢？"朱有德边吃边问道。

"我看看这周围有没有新奇的草药。"小神农说道。

"你看那是什么？"朱有德指着不远处的树说。

"那……那不就是树么？"小神农不解，他实在不觉得那树有什么奇怪。

"用你的小脑瓜仔细想想这是什么，为师曾经为你讲解过这种植物，它可是药材。"朱有德吃着饼，淡淡地说。

"是……是绿玉树！对对对！错不了！就是绿玉树！"小神农马

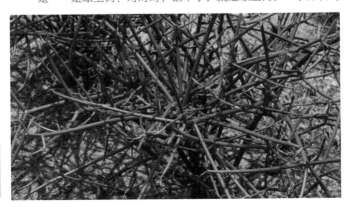

上想起前几天师傅给自己讲的驱虫、止痒药材，其中就有绿玉树。

"既然想起来了，那你就给师傅讲讲绿玉树的外形特征吧！"朱有德笑着说道。

"没问题！绿玉树的别称众多，比如光棍树、绿珊瑚、青珊瑚、铁树、铁罗、龙骨树、神仙棒、乳葱树、白蚁树等。"小神农立刻如数家珍般讲解起来，"绿玉树是一种高2~9米的热带灌木、小乔木。它的叶细小且为互生，一部分叶片形状为线形，一部分叶片则退化为鳞片状。绿玉树的枝干为圆柱状，呈绿色，它的主干显单一或分枝多，通常为褐色。它的枝条像毛笔笔杆一样粗。绿玉树生杯状聚伞花序，花序多生长在枝顶或节上，呈黄白色。不过，它几乎没有真正的花，因为花的部分其实就是苞片，其形呈瓣状，花就在苞片内，并不明显。花冠可分5瓣，颜色黄白，雌花多，雄花少。结出的果实是蒴果，通常为暗黑色，成熟后会自然分3裂，内有卵形种子，十分平滑。"

朱有德听着，连连点头，却并不出声。

"怎么样师傅，我说的都对吗？"小神农仰头将水壶里的水一饮而尽，追问师傅的意见。

"说得没什么错误，但没有说功效呀。"朱有德故意表现出遗憾的样子。

"哦，这个呀。绿玉树全草都可入药，味辛、微酸，性凉。不但驱蚊虫、止痒，而且还能防蚂蚁、毒蛇等。用它的汁液能驱风、通便，治疗百日咳、哮喘、水肿也很不错。"小神农当下将绿玉树的功效一股脑都说了出来。

朱有德不由为小神农鼓掌，眼神中充满了赞许，说："好了，休息一会儿吧，我们马上要赶路了，天黑之前要翻过这座山，找一家旅店住下。不然，天黑了我们就要被困在山上了。"

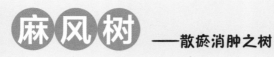

麻风树 ——散瘀消肿之树

越向前走，树林越是茂密，因为很少有人走过，所以并没有道路可走。朱有德只能凭感觉带着小神农，深一脚浅一脚地走在落叶中。也正是因为很少有人经过，树上的野果子随处可见，朱有德摘了几颗野果子给小神农吃。

"师傅，这里居然有杏！"小神农指着一棵树说。

朱有德看向小神农所指的方向，不禁大笑起来。

"师傅，您笑什么？"小神农丈二和尚摸不着头脑。

"你个小糊涂啊！这可是麻风树啊！这上面结的果子也不是杏子！"朱有德拍了拍小神农的小脑袋瓜。

"这麻风树是干什么用的呢？样子长得还挺有特点的。"小神农看着麻风树说。

"麻风树属于灌木，高2～5米，它含有水状的汁液。你再看这树皮，是非常平滑的。枝条为灰色，并且无毛。叶片近圆形或卵圆形，顶端为尖状，基部为心形，叶表亮绿色，无毛，叶背灰绿色，初生有毛，后来变无毛。"朱有德解释道。

"这树也是开花的吗？"小神农继续追问。

"是的。麻风树花序腋生，花很小，雌雄同株，有披针形苞片。它的萼片离生，偶有连生，但几乎没有花瓣，雄蕊多数。结出的蒴果呈椭圆形或球形，黄色，内有种子，为椭圆状。"

"那这麻风树有什么功效呢？难道是治麻风病的？"小神农边抚摸枝叶边说。

"这样想你就错了。麻风树以树皮、果实、叶子入药，可催吐、泻下、散瘀消肿、止血止痒，而且，对于外伤出血、湿疹、滴虫病等症也有治疗作用。所以，《广西中草药》一书才说它'散瘀消肿，止血，止痛，杀虫止痒'。"

"原来这麻风树也是驱虫的草药之一。"小神农若有所思地说，"师傅，这麻风树没有什么禁忌吧？"

"当然有。麻风树跟猫眼草一样具有毒性，内服不当会引起头昏、呕吐、腹痛、腹泻等症状，严重时甚至会出现呼吸困难。所以，这麻风树通常作为外敷药物使用，若需内服，一定要谨慎用药。"

小神农认真听着师傅的话，并不敢遗漏一字半句。朱有德见他不说话，以为他累了，毕竟小神农是第一次走这么远的路。

"累了？"朱有德问道。

"有一点。"小神农低着头走路，朱有德看不清他的表情。

"师傅，我以前只知道草药能救人，但随着学的知识增多，却不料这草药也能取人性命。我以后一定会加倍努力，绝不会因为自己的马虎和大意而断送掉他人的性命。"

朱有德微笑着看着小神农，"师傅相信你能做到！"

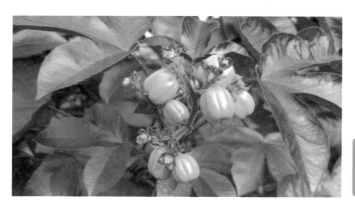

粗糠柴

——清热利湿之良药

"我们就在这里歇会吧！"朱有德环顾四周后说道，"看来很快就能下山了。"

小神农顾不得听师傅在说什么，一屁股坐在了地上，仰头望天，还不时发出叹息声，看起来他的体力快到达极限了。

"师傅您看，是山楂！"小神农指着旁边的树喊道。

"小家伙，这你都不认识了？"朱有德说着便从树上摘下几颗果实给小神农。

"这……这我认识！这是粗糠柴！"小神农又露出了大大的笑容。

还没等朱有德开口，小神农便抢先说道："我知道师傅您要说什么！"

朱有德微笑着比了一个"请"的手势。

"粗糠柴分为小乔木和灌木两种，高2～18米。"小神农学着师傅的样子，从最矮的粗糠柴上摘下几片叶子，"您看它们的叶子为互生，但有的小枝顶部却是对生，主要形状为卵形、长圆形，其顶端尖状，基部呈圆形或楔形。它的花每年4～5月开放，生总状花序，分为顶生和腋生，单生和数个簇生。花苞卵形，花萼裂3～5片，披针形。结出的蒴果呈扁球形，表面有密集红色颗粒状腺体，还有粉末状的毛毛，内有卵形或球形种子，通常为黑色，且具有光泽。"小神农得意地看着朱有德。

朱有德伸出了右手大拇指，小神农不禁咧嘴笑了。

"敢问小神农先生，这粗糠柴有何功效呢？"朱有德调笑着问。

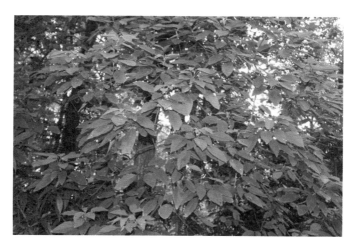

　　小神农干咳了两声，立刻挺直了腰板并将双手背向身后，故作严肃地说道："这粗糠柴啊，略微苦涩，性质偏凉，它的主要功效有清热利湿、缓解咽喉肿痛、驱虫，尤其是驱绦虫、蛲虫、线虫。不过，驱虫作用强的部分是果上腺体粉末，而它的根则清热利湿最好，要针对使用才行。"

　　"不错，孺子可教也！为师真没白培养你！"朱有德笑得合不拢嘴。

　　朱有德用手帕擦了擦之前剩下的野果子，作为奖励给了小神农。

　　"谢谢师傅！"小神农双手接过野果子。

　　"吃完我们继续赶路。"朱有德说道。

　　"好嘞！"小神农一边吃一边含糊不清地说了句。

粗
糠
柴

油桐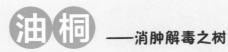
——消肿解毒之树

傍晚时分，师徒二人在一个名为赤云镇的镇子上找了一家客栈，朱有德比平时多点了几个小菜。待二人吃完饭后，店主随即带他们去了客房。穿过走廊时，小神农看到庭院里栽种的树非常眼熟。

"师傅！"小神农拉了拉朱有德的袖子，"这是油桐吗？"

朱有德看向小神农手指的地方。

"正是油桐！"店主抢先回答道，"客官，您眼力可真好！"

"这油桐可真是好东西，"店主继续说："《福建民间草药》中这样形容油桐之功效：消肿解毒，治疗癣、烫伤、消积驱虫，祛风利湿。用于蛔虫病，食积腹胀，风湿筋骨痛，湿气水肿、解毒，杀虫。

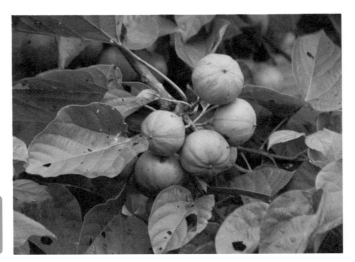

内用治疮疡、癣疥，清热解毒，生肌；外用治烧烫伤。"

"店主真是深藏不露啊！"小神农赞叹道。

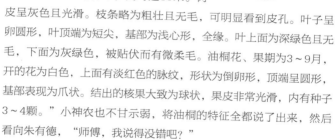

"过奖了这位小兄弟，"店主双手作揖状，"我只是略懂些皮毛。"

"油桐属落叶乔木，高可达10米。树皮呈灰色且光滑。枝条略为粗壮且无毛，可明显看到皮孔。叶子呈卵圆形，叶顶端为短尖，基部为浅心形，全缘。叶上面为深绿色且无毛，下面为灰绿色，被贴伏而有微柔毛。油桐花、果期为3~9月，开的花为白色，上面有淡红色的脉纹，形状为倒卵形，顶端呈圆形，基部表现为爪状。结出的核果大致为球状，果皮非常光滑，内有种子3~4颗。"小神农也不甘示弱，将油桐的特征全都说了出来，然后看向朱有德，"师傅，我说得没错吧？"

"不错！不错！"朱有德点着头回答。

"冒昧问一下，您是位大夫？"店主一边恭敬地行礼一边问朱有德。

"当然啦，我师父的医术可厉害了！"小神农抢先回答道，并且充满了自豪。

"失礼失礼，我这可真是鲁班门前耍斧头了啊！"店主不好意思地笑了起来。

"不敢当，不敢当。鄙人无非识得一点医学，懂几味草药而已。"朱有德谦逊地回应。

进入客房后，小神农顾不得脱鞋，一下躺倒在床上。

"终于可以好好休息一下了，累死我了！"小神农大喊道。

"累了一天，好好休息休息吧！"朱有德笑道。

油桐

海桐皮 ——驱虫之椴木

　　次日清晨，朱有德与小神农吃过饭后继续上路。只要穿过赤云镇，很快便可到达草药山庄。经过一晚的休息，小神农今天精力充沛，心情也变得格外好，所以连走路都是一蹦一跳的。

　　路过一间庭院时，朱有德不自觉的站住了脚步。

　　"师傅，您怎么了？"小神农摇了摇朱有德的手。

　　也许是触景生情，透过清晨的阳光，可以看到朱有德眼里闪烁的泪光。

　　"这里真像为师小时候生活的地方。"朱有德轻轻地说。

　　小神农默不做声，只是静静地看着师傅。

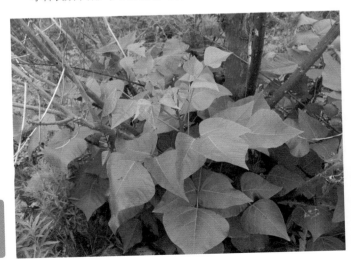

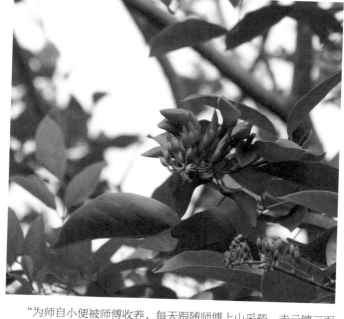

　　"为师自小便被师傅收养，每天跟随师傅上山采药。赤云镇三面环山，所以经常会见到各种新奇的草药。我还记得，师傅教我认识的第一种草药便是海桐皮。"朱有德陷入了深深的回忆。

　　"有德快过来，看看这是什么？"小朱有德跑到师傅身边，仔细观察着师傅手里的东西。

　　"我还以为是好吃的，原来是树皮！"小朱有德不开心地噘起

海桐皮

了嘴。

"这叫海桐皮。"师傅解释道。

"海桐皮不也是树皮嘛！是用来烧柴的吗？"小朱有德问道。

"傻孩子！这可是药材啊！"师傅一边捋着胡子一边说。

"这东西居然是药材？我不信。"小朱有德有些难以置信地看着这些黑乎乎的树皮。

"《本草求真》曰：'海桐皮，能入肝经血分，祛风除湿，及行经络，以达病所。'另外，《开宝本草》说它'主霍乱中恶，赤白久痢，除疳、疥癣。牙齿虫痛，并煮服及含之。水浸洗目，除肤赤'可见其有驱虫、除湿等功效。"

"那这树皮，不，这海桐皮天生就是这个样子的吗？"小朱有德好像有了兴致。

"海桐皮是楤木的皮，楤木属乔木，树皮呈灰色，有疏生、粗壮

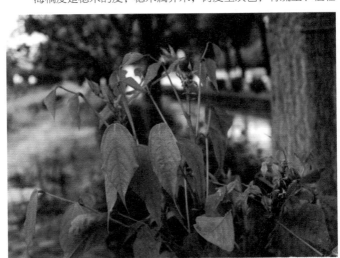

海桐皮

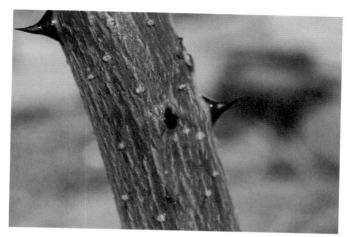

直刺。小枝条通常为淡灰棕色，上面有黄棕色茸毛。它的叶为二回或三回羽状复叶。羽片上长有小叶，基部有1对小叶，这小叶片很薄，大多呈卵形，摸起来感觉很粗糙，下面则有淡黄色或灰色短柔毛，边缘有锯齿存在。"

"这树不会开花吧？"小朱有德继续提问。

"它是会开花的树。圆锥花序很大，上面有淡黄棕色或灰色短柔毛。花为白色，芳香四溢。5个花瓣，为卵状三角形。海桐皮的果实为球形，呈黑色且有5棱，内含多颗种子……"

朱有德回忆着往事，脸上不由露出幸福的笑容。小神农看不明白，师傅一会儿发呆，一会儿傻笑，就问："师傅，您怎么了？"

朱有德笑着摸摸小神农的头："师傅只是想到了一些往事，走吧，时间不早了。"说着，便低头向前走去。

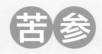——补肾之奇效药

朱有德带着小神农穿梭在赤云镇的集市上，小神农虽然依旧热情高涨，对所有事物充满好奇，可他却不敢乱跑了。

"师傅，这是什么？"小神农指着药摊上的黄色圆柱形切片说道。

"这叫苦参。"朱有德将糖葫芦递给小神农。

"苦参？也是人参的一种吧？"小神农咬了一口糖葫芦说道。

"苦参和人参完全是两种植物。"朱有德看向小神农。

"那这苦参到底是什么呢？小神农嘴里嚼着糖葫芦，口齿不清地说道。

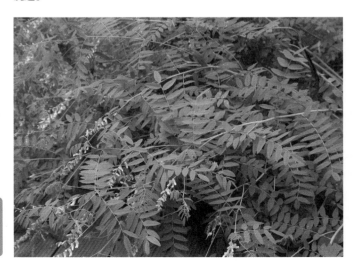

　　"《本草纲目》曰：'苦参、黄柏之苦寒，皆能补肾，盖取其苦燥湿，寒除热也。热生风，湿生虫，故又能治风杀虫。'所以，它属于驱虫药的一种，其味苦，性寒，可治疗热痢、便血、黄疸尿闭、湿疮、皮肤瘙痒、滴虫病等症。"朱有德说道。

　　"那这苦参是以根入药吗？我看它都是圆柱形的。"小神农又问道。

　　"对，苦参以根入药，它的根为长圆柱形，下半部分常有分枝。苦参的表面呈灰棕色或棕黄色，并且具有竖向皱纹以及横向长皮孔样的突起，外皮很薄，大多破裂或反卷，很容易被剥落，皮被剥落的地方是黄颜色的。质地很硬，轻易折不断切片。苦参的切面处呈黄白色，能看到清晰的纹理以及裂隙。"朱有德解释道。

　　"那它的地上部分长什么样呢？是不是和人参相似？"小神农继续问道。

　　"当然不是。苦参为落叶半灌木，可高达3米，茎直立生长，表

面有纵光，幼枝初生有毛，变老后可自然脱落。它的叶子为奇数羽
状复叶，呈披针形，前端尖，后端圆，叶片全缘，叶背长满柔毛。
至6~7月，就会生出总状花序，苞片为线形，萼扁平，呈钟状，花
冠蝶形，颜色黄白。花一谢便结出线形的荚果，它前端带有长喙，
成熟也不会开裂，内中长有串珠状种子，3~7颗，都是黑色的球形
状。"朱有德细细讲解着苦参的外形特征。

　　小神农一边吃着糖葫芦，一边若有所思地点了点头。

　　"都记住了？"朱有德问道。

　　"当然！这还不简单！"小神农拍着胸脯说。

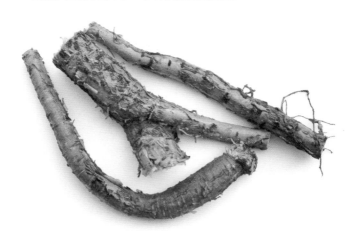

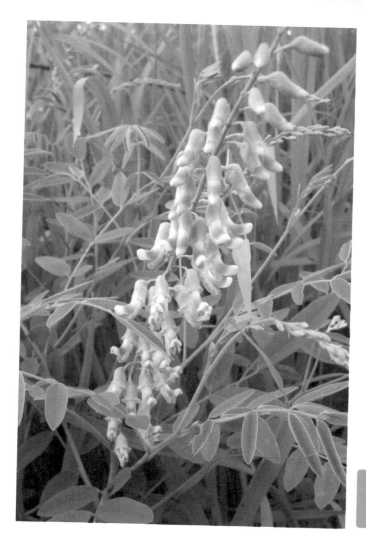

苦
参

紫藤
——可治疗蛲虫病的花朵

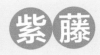

走出赤云镇后，二人继续向东行走。此时，人也越来越稀少，跟赤云镇里完全是两种景象。虽然少了许多喧嚣与热闹，却别有一番风味。

正当小神农的肚子饿得咕咕直叫时，眼前的景象却让他目瞪口呆。一大片紫色的花倾泻而下，好似一片花海瀑布，置身于这花海中，仿佛时间都静止了。

"好美啊！怎么会有如此美的景色！"小神农仰起头，张着嘴巴感叹道。

"知道这是什么吗？"朱有德问道。

"这是串串花么？"小神农依旧仰着头，随即伸手摘了一串。

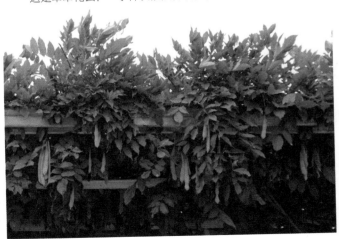

"这叫紫藤，哪是什么串串花！"朱有德解释道，"它属于落叶藤本植物，茎右旋，枝条略为粗壮。叶为奇数羽状复叶，呈托叶线形，但通常落得较早。"

朱有德蹲下来用手指出一些关键部分，说："你看这小叶有3～6对，并且呈卵状椭圆形或卵状披针形，先端渐尖，尾也渐尖，基部成钝圆或楔形，但有的则为歪斜状。它的花你可以看出来，为总状花序，花梗很细，花萼呈杯状，上方有齿钝，下方齿则呈卵状三角形。青紫色的蝶形花冠，旗瓣圆形。它的花朵基本都是紫色或深紫色，花有芳香，且花开后反折。紫藤的荚果呈倒披针形，有种子1～3粒。圆形的种子，为褐色，且具有光泽。"

"师傅，这紫藤除了可以观看还可以用来干什么呢？"小神农问道，"我听二虎哥说，它的花是可以吃的。"

朱有德拍了小神农的脑瓜一下："满脑子都是吃！不过这紫藤花确实可以吃，紫藤花不仅可以当做下酒菜来食用，还能够用来制作紫藤糕、紫藤饼等糕点。除此之外，紫藤的茎皮、花及种子可以入药。其性味温和且有甘、苦之味，紫藤花可以解毒、止吐泻，紫藤的种子则可以治疗筋骨疼。紫藤的皮最实用，它可以杀虫、止痛，治疗蛲虫病也是非常有效的。但豆荚、种子、茎皮有毒性，所以大多为外敷，内服时一定要谨慎用药"。

"想不到这紫藤花不仅美丽，还有这么多用途。"小神农自言自语着。

由于时间不多，二人不敢耽搁，于是继续向山庄走去。

紫藤

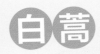

白蒿

——去除风寒湿痹的草本

朱有德与小神农经过两天的奔波，在傍晚时分来到了草药山庄。这座山庄坐落于半山处，为了便于行走而在门前修葺了石路，两侧则围绕着花花草草。小神农边走边欣赏周围的景色，突然，他好像发现了什么。

"师傅，您看，这是不是白蒿？"朱有德看向小神农手指的地方，虽已光线渐暗，可分辨草药还是足够的。

"你说对了。"朱有德答道，"果然是长势喜人的白蒿。"

"师傅，那就顺便帮我复习一下这白蒿的知识吧！等到师叔问

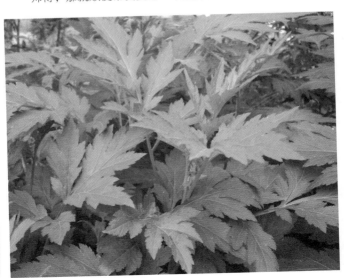

白蒿

我，我若答不出来，多丢脸呀。"小神农吐着舌头，做了个鬼脸。

"你呀，这是临阵磨枪啊。"朱有德点着小神农的头，又恨又爱地说，"白蒿是一种二年生的草本植物，只有一个主根，呈狭纺锤形。茎下部稍微呈现木质化，且纵棱异常明显，分枝较多。叶片互生，通常下半部与中部的叶子呈宽卵形，先端呈钝状或渐尖，基部则有假托叶，并且呈小型羽状分裂。6～10月为花、果期，花序头状，近球形，它的基部通常存在线形的小苞地，这种小苞地在分枝上会排列成总状或复总状花序，总苞有3～4层厚，中肋呈绿色，边缘呈狭膜质，内层则为膜质。两性花为多层，有80～120朵，花冠呈管状，长三角形，会结长圆形瘦果。"

"哦，这样我就知道了。"小神农笑起来。

"那么它的性味与功效呢？你都知道了？"朱有德提问道。

"白蒿味苦、微甘，性凉，解毒、补益之功明显。不过，也有祛风湿的作用，《本经》中就说它'主五藏邪气，风寒湿痹，补中益气，长毛发令黑。疗心悬少食常饥'。不过，我知道白蒿还有杀虫、凉血止血的功效。"小神农的脸上浮起骄傲的笑。

"师兄！"正在这时，朱有德的师弟慕白走了出来，热情相迎，"师兄快请进！"说着，慕白的视线落在小神农身上，"你就是小神农吧？你师父经常在信中提到你。"

"师叔好！"小神农礼貌地行礼。

"好好好！走吧，我们快进去。"

待朱有德、小神农二人坐定后，慕白开口说道，"我已命徒儿荣桑准备好了晚饭。奔波了一天，一定又累又饿了吧！"慕白边说边将荣桑拉过来，"这是我的徒儿荣桑，快叫师伯！"

"师伯好！"荣桑对朱有德躬身作揖。

朱有德也礼貌地回礼。众人吃过饭后便回房间休息去了。

艾纳香

——杀虫之"香草药"

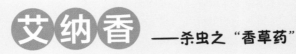

　　天还未大亮，小神农便起了床。和往常一样，他穿好衣服洗漱过后，就在院子里散步，只见不远处的房子里有青烟升起，小神农猜测那是厨房的位置。走近一看，果然有人在煮饭。小神农认出煮饭的就是慕白的徒弟荣桑。

　　"我来帮你吧！"小神农主动说道。

　　荣桑被突然出现的声音吓了一跳，看清楚是小神农后，静了静说，"不用了，你是客人，哪有让客人帮忙做饭的道理。"

　　小神农刚要转身离开时，便看到了灶台上放着一些绿叶。

　　"这是什么？"小神农指着绿叶问道。

　　"那是艾纳香，一种驱虫的草药。"荣桑瞟了一眼后回答。

　　"我从来没有见过这种草药，更没听说过，你能给我讲讲吗？"小神农虚心向荣桑求教。

　　荣桑歪着头想了想，说："艾纳香是多年生草本植物，它的茎粗壮，直立生长，茎皮是灰褐色的，上面布满纵向条棱，上部节间较短，蜜被黄褐色柔毛。下部的叶子呈椭圆形，上部的叶子则为长圆状披针形。所有的叶片都为全缘，但具有细锯齿或羽状齿裂。艾纳香全年都可开花，为头状花序，排列成大圆锥形。花梗细弱，上有柔毛。总苞为钟形，共6层，草质。

艾纳香

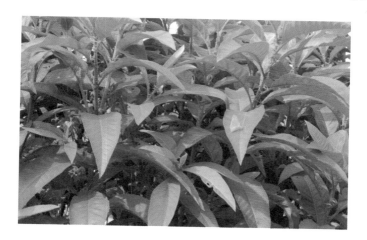

花朵黄色，花冠为管状，向上则逐渐变宽。瘦果为圆柱形，并且有5条棱。"

小神农听得有些入神，荣桑的手在他眼前比划了一下，他这才回过神来。

"你听明白了吗？我说完了。"荣桑端起做好的早饭走出厨房。

小神农立刻追过去，"还有最后一个问题，这艾纳香除了可以驱虫，还有哪些功效呢？"

"《开宝本草》说它'去恶气，杀虫。主腹冷泄痢'，另外《生草药性备要》中又说它'祛风消肿，活血除湿。治跌打，敷酒风脚'，所以，它是集杀虫、驱虫、活血、除湿的多效药物。"说完，荣桑才端着饭转身离开。

"我记住了！谢谢你！"小神农欢快地说道。

天名精
——止血、利尿之草药

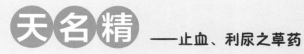

朱有德与慕白要去为镇子里的百姓发放草药，便留下荣桑、小神农二人看守山庄。小神农看了一会医书后，便出门闲逛，转角见到荣桑正在转角的一处草坪前忙着，走近一看，他正在为植物浇水呢。

"这些都是你自己种的吗？"小神农饶有兴趣地问道。

"嗯。"荣桑轻声应道。

"这些全都是草药吗？"小神农继续追问。

"大部分是草药，也有一部分是花。"荣桑说道。

"这是什么？"说罢，小神农便要采摘植物的叶子。

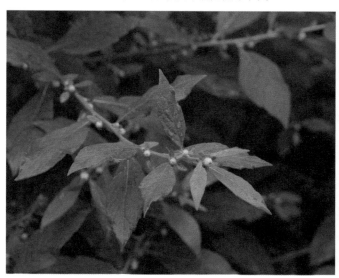

"别动！"荣桑大声吼道，并打了小神农一下。

"你干嘛！不就是个破草么！你至于么！"小神农不高兴地说。

"这是我亲手种的，所以不希望别人破坏它。"荣桑冷静了一下说："对不起，我太激动了！"

"算了，不跟你计较。但是你能告诉我这是什么吗？"

"这叫天名精。多年生的草本植物，茎直立挺拔，上面布满细软毛，但嫩时较多，等到它变老后就会慢慢脱落。它的上半部分枝较多，呈二叉状。基部叶宽，为椭圆形，下半部分的叶互生，略微有柄，大多为宽椭圆形。叶子全缘，且有不规则的锯齿，深浅不一，表面的绿色比较深，有些光滑，但有些比较粗糙。天名精要到6~8月开花，为头状花序，沿茎枝腋生。花总苞为球形钟状，3层，外面长有短柔毛。花朵黄色，花冠中有3~5片会生有腺点及短喙。花谢可结瘦果，有多条纵沟，顶端有短喙。"荣桑因刚才的失礼很不好意思，于是非常详细地向小神农阐述了天名精的特征。

"那这天名精有哪些功效呢？"

"天名精可全草入药，有止血、利尿、清热解毒、破血、生肌之功效。瘦果又被称为'北鹤虱'，可驱除绦虫、蛔虫。不仅如此，全草的水浸液可用来做农药，可以杀青菜虫、地老虎、守瓜虫等。"

小神农若有所思地点了点头，"谢谢你啊！"

"举手之劳，不足挂齿。"荣桑礼貌地说道。

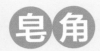

皂角 ——祛痰、利尿之药

　　由于朱有德、慕白出门未归，于是照顾小神农的任务自然落在了大他几岁的荣桑身上。晌午时分，荣桑为小神农做了几道他的拿手菜，小神农大快朵颐，并连连称赞。无意间，小神农看到了门旁放置的一筐草药。

　　"你下午要出门吗？"小神农问道。

　　荣桑愣了一下，随即便明白了小神农的意思，"不出门，只是整理一下草药。"

　　"你一个人采摘了这么多猪牙皂，好厉害！"

　　"猪牙皂？"荣桑皱了皱眉头，随即笑了起来，"那不是猪牙

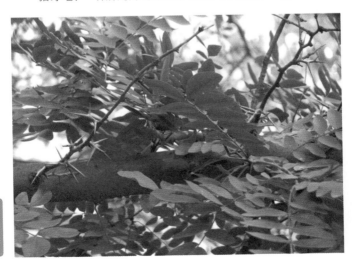

皂，那是皂角。"

"皂角？"小神农来不及放下筷子，便一溜烟跑到药筐旁边，仔细观察后，却依旧眉头紧锁。

荣桑开口说道："皂角又名皂荚、皂荚树。皂角属落叶乔木，可高达30米。枝干为灰色或深褐色。粗壮的刺呈圆柱形，常有分枝，大多为圆锥状，

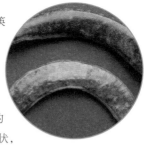

叶片是一回羽状复叶，呈卵状披针形或长圆形，前端为急尖或渐尖，顶端圆钝，具有小小的尖头，基部呈圆形或楔形，边缘有细锯齿。皂角开黄白色的花，组成总状花序，花序腋生或顶生。荚果呈带状，果肉非常丰厚，两面鼓起。但有些荚果短小，呈柱形，这一类便是你所说的猪牙皂，它的荚内无种子。皂角的种子则有很多颗，呈长圆形或椭圆形，棕色且有光亮。"

"原来是这么回事啊！虽然是一种树，没想到却可以结出两味药材来。"小神农望着这一筐皂角说道。

"那是当然了，就像有的药材根与叶或者果实药性完全不同是一样的道理呀。快回来吃饭吧，菜都凉了。"荣桑笑着说道。

刚坐定的小神农继续问道："这皂角的功效是不是与猪牙皂也不一样呢？"

"有相似之处，也有不同的地方。皂荚树的荚果、种子、枝刺等部分均可入药。荚果可祛痰、利尿。种子可治癣和便秘。皂刺可活血并治疮癣。"荣桑认真回答道。

"怪不得师傅总说医海无涯呢。单是一株植物的药性，就会因入药部位的不同而呈现差距。不过，今天又有了新收获，也算不虚度了。"小神农一边小声嘀咕一边继续吃饭。

鸡眼草

——清热解毒之 "裂苞铁苋菜"

下午，小神农仰躺在院子里的长凳上，嘴里叼着狗尾草，翘着二郎腿，悠然自得。虽然小神农双眼紧闭，但依旧能听到荣桑的脚步声，从左走到右，再从右走到左。小神农好奇地睁开眼睛，拦下正在走路的荣桑。

"你在干嘛呢？"小神农起身问道。

"施肥。"荣桑简明地回答道。

小神农也随即跟了过来。

"先说好，你不要碰这些草药。"荣桑头也没回地说道。

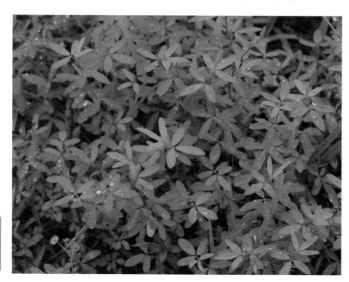

"好好好，我不碰就是了嘛！"小神农对着荣桑的背影做了一个鬼脸。

"你怎么种了这么多天名精？"小神农盯着其中的一小片草药说道。

荣桑瞟了一眼，"你好好看清楚，那是鸡眼草。"

"鸡眼草？我没听错吧？我只听说过猫眼草！"小神农用手挠了挠头。

"这是鸡眼草，又叫裂苞铁苋菜。"荣桑一边施肥，一边说，"鸡眼草是一年生草本植物，高20～80厘米。叶子呈卵形，顶端急尖或短渐尖，基部为浅心形，但有些为楔形，上半部的边缘有圆锯齿。它雌雄花同序，且没有花序梗。有时花序的轴顶端会出现1朵异形雌花，但比较少见。它还会结蒴果，非常小，约2毫米，果皮上长有疏生柔毛和毛基变厚的小瘤体。种子为卵状，种皮略有些粗糙。"

"这鸡眼草有什么用呢？"小神农用手托着下巴嘀咕道。

"《本草求原》说它'治跌打扑肿，解毒'。其实，不只这些，因为它性辛、平，且无毒，还能够清热解毒，健脾利湿，所以，用来止吐、治痢疾、驱虫都是很不错的。"荣桑解释道。

"你好厉害啊！不仅知道很多草药知识，还懂得如何种草药。再看看我，好像什么也不会。"小神农慢慢低下了头。

荣桑走到小神农身边，安慰道，"这全都是师傅教我的，我跟随师父已多年，除却学到的知识外，自然也耳濡目染了一些种药技能。不要灰心，你还小呢。等你长大一些，你就和我一样啦！"荣桑拍了拍小神农的肩膀。

"嗯！"小神农的脸上露出了微笑。

鸡眼草

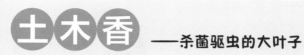

土木香

——杀菌驱虫的大叶子

朱有德外出几天后，终于回到了山庄，带着小神农回到了自己家。

这一天，小神农和师傅朱有德又要出门采药。在收拾东西准备出门的时候，小神农边将采药的小铲子装进背篓，边抱怨说："师傅，我最近肠胃有些不好，总是拉肚子，昨晚看医书的时候去了好几趟厕所。"

师傅笑着说："那我们今天就去采一些让你舒服一些的药。"

"是什么，是什么？"小神农立刻问。

"那就是——到了你就知道了。"朱有德故意卖了个关子。小神农一听，立刻背起小背篓跑了出去。

到了家门口的那条小水沟的时候，师傅叫住了还在往前跑的小神

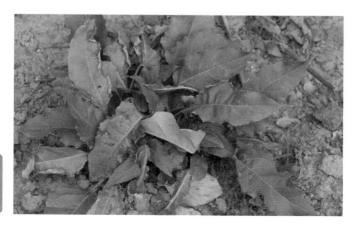

农。小神农奇怪地说："这里能有什么可以采啊？"

师父用手指着一丛大叶子的草，说："就是它，土木香。土木香有健脾和胃，调气解郁的功效。我们把土木香的根挖出来，晒干，到时候煎水喝就可以了。"

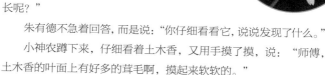

小神农说："土木香喜欢生长在这种潮湿的地方吗？像一些干燥的地区适不适合它生长呢？"

朱有德不急着回答，而是说："你仔细看看它，说说发现了什么。"

小神农蹲下来，仔细看着土木香，又用手摸了摸，说："师傅，土木香的叶面上有好多的茸毛啊，摸起来软软的。"

师傅也蹲下来，指着土木香的根茎说："对啊，你看它的茎基部叶较为疏松，叶片椭圆状披针形至披针形，上面粗糙，下面是黄绿色密茸毛。叶脉在下面稍微隆起，网脉明显；中部叶呈卵圆状披针形，较小；上部叶披针形。舌状花呈黄色，舌片线形。"

小神农看了看土木香，再次问道："师傅，土木香都是生长在这种湿润的环境中吗？干燥一点的环境会有土木香吗？"

"干燥的环境下是不会有土木香的，就像你说的。土木香只会生活在喜光照较湿润的山沟、河谷及田埂间。它耐涝不耐旱，耐寒性较强，即使生活在零下15℃的环境中也可以健康生长，而且它对土壤的要求也不高。"

"这么看来，土木香的生存能力很强啊。"小神农看着师傅笑着说。

"土木香的功效主要体现在根茎的作用上，你要记住它根茎的特点：根呈圆柱形或长圆锥形，稍弯曲或扭曲，长10～20厘米；表面是深棕色的，头部稍膨大；质坚硬，很难将其折断，折断面不

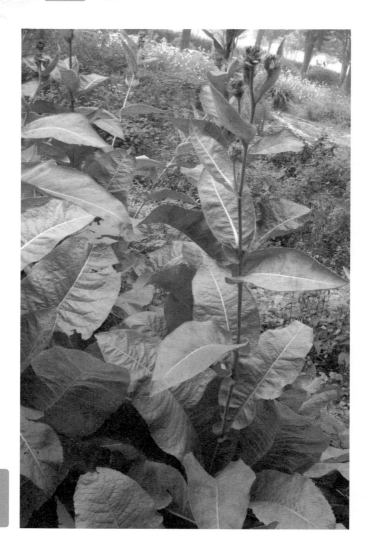

平坦，呈现乳白以至浅黄棕色，形成层环明显，木质部略显放射状纹理；气微，味微苦而灼辣；以根粗壮、质坚实、香气浓者为佳。"

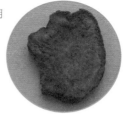

小神农认真地听着师傅的讲解，一个劲地点头："嗯嗯，我记住了。"

朱有德接着说："其实土木香不仅仅是治疗脘腹胀痛，呕吐泻痢的良药，还有杀菌、驱虫的作用，算是一种驱虫药材。"

小神农惊讶地说："没想到这么不起眼的一株草作用这样大，今天又学到了好多知识。"

朱有德说："许多草药都是这样，虽然其貌不扬，但是却是一味良药。"

"嗯嗯，我记住了师傅。师傅，我们快点把土木香的根茎挖回去吧，晒干就可以治我的腹泻了。"

就这样，小神农和师傅一起愉快地挖起了土木香。

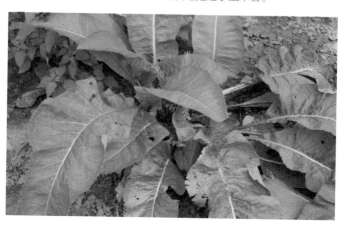

土木香

千里光

——明目、解毒的收涩药

这天，小神农和朱有德商量着一起去赶集，好买一些日常生活用品。走在路上，小神农显得格外兴奋，一直蹦蹦跳跳的，还唱着歌。朱有德看到他这个样子就打趣道："小神农，看来我把你管得太严了，出来一会儿看把你高兴得。"

小神农笑着说："师傅也是为了我好。师傅，我这些天记住了好多草药呢，像茯苓、猪苓那些我都知道呢。"

朱有德刚准备夸他，不料小神农大声叫道："师傅，您快看！"

朱有德顺着小神农指着的方向看去，并没有发现什么异常，就问

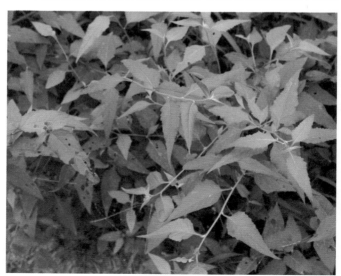

千里光

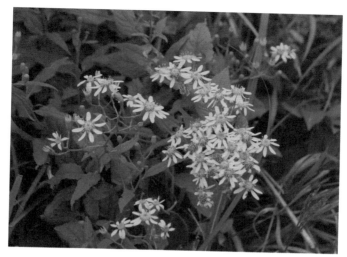

道："怎么啦？"

小神农激动地说："师傅，您看，那个是千里光吧？"

朱有德又仔细看了看那堆小黄花，欣慰地说道："看来你真的是认真学习了，连千里光都认得出来。"

小神农骄傲地说："我还知道千里光又名九里明、九里光、黄花母、九龙光、九岭光。它的适应性较强，耐干旱，又耐潮湿，对土壤条件要求不严，主要生于山坡、疏林下、林边、路旁、沟边草丛中。师傅您看，这里有好多的千里光啊。"

师傅笑着说："接着说，看看你还

知道什么。"

　　小神农神气地说："千里光是一种多年生攀缘草本，它的根状茎木质、粗，而且茎较长，呈弯曲状，多分枝，分枝上面有柔毛或无毛。"小神农边说边蹲下来，摸着千里光继续说，"千里光在变老的时候会变成木质，皮的颜色也会变淡。师傅你看，千里光的叶片是卵状披针形至长三角形，它的花是舌状花。"

　　师傅说："不错，那你说说千里光的主要功效是什么。"

　　小神农一副胸有成竹的样子，拍拍胸脯说："这个，嘿嘿，我知道。千里光具有收涩、清热解毒、明目、止痒等功效。提取千里光的有效成分能够做成著名的收涩药，供人们使用。"

　　师傅正津津有味地听着，发现小神农停了下来，皱眉说："没有了吗？"

　　小神农微微一笑，对师傅说："我知道您要说什么，师傅。千里

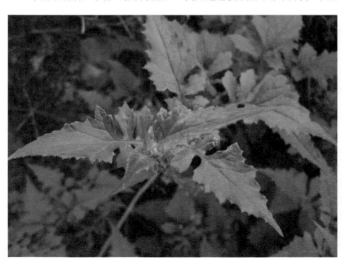

千里光

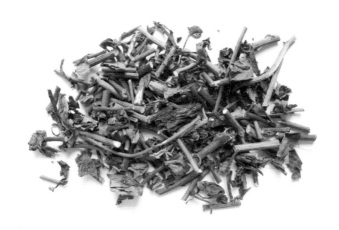

光虽然有很多有用的功效，但是其含有大量毒素，不可多服，否则会导致急性或是慢性中毒。"

师傅高兴地说："看来你都记住了，是认真、努力地学习了。师傅今天要奖励你。等会想买什么跟师傅说，师傅给你买。"

"太好了，太好了！"小神农高兴地跳了起来。

苦楝子

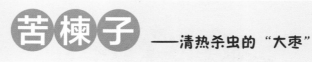

——清热杀虫的"大枣"

　　这天早上，朱有德吃完饭就在家门口散步。看到小神农在洗手池那里倒腾什么，就朝小神农走去，问道："小神农，在干什么呢？"

　　小神农认真地洗着手上绿色的果子，说："师傅，这是我给您摘的枣子，是青枣呢，您看好大，水分还多。"

　　师傅将手臂放在胸前，看着小神农说："小神农，最近没好好看书吧。"

　　小神农一愣，结结巴巴地说："我，我……师傅我错了，这些天我的确没认真看书，我以后再也不敢了。"

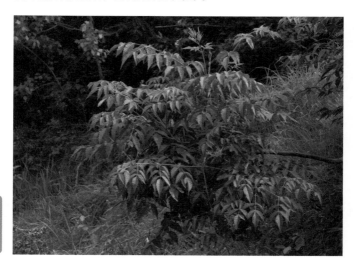

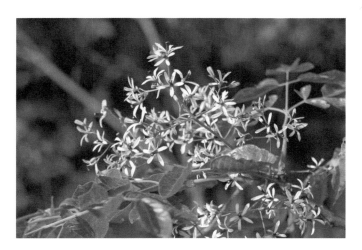

　　师傅拍拍小神农的背说："没事的，不过以后不可以这样了。你知道师傅是怎么知道的吗？"

　　小神农摇了摇头。

　　师傅无奈地笑了，说："我是从你手上所谓的'枣子'看出来的。"

　　小神农看着手上的绿果子，疑惑地问道："这个有什么问题吗？"

　　"傻孩子，这个不是枣子，这个是苦楝子。看着像枣子，实际上是一种中药。它叫苦楝子，长得有点像酸枣，但是比酸枣大一些。你看，它的外表是红褐色的，其间有黄棕色的小点，虽然具有光泽，但是它的表面都是褶皱，不像枣子那样光滑。"师傅指着苦楝子说。

　　小神农看着苦楝子说："真的有小点哦，师傅您不说我还真没发现。"

　　"这苦楝子的果肉较松软，是淡黄色的，遇水浸润就会显现黏

苦楝子

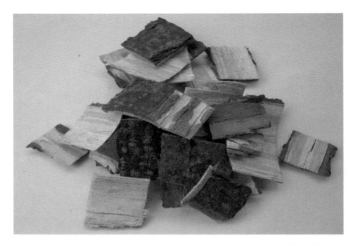

性，你来摸摸。"师傅边说边将苦楝子剥开，将裸露出来的果肉放在
水中又拿出来。

　　小神农靠近师傅，用手一摸，果然自己的手黏黏的，不过他又发
现了另外一件事，皱着眉对朱有德说："师傅，我闻到一股苦味，这
是苦楝子发出来的吗？"

　　朱有德拿回苦楝子，说："这当然是苦楝子的气味了，苦楝子的
味道酸涩带苦，性寒。"

　　"那这苦楝子有什么功效呢？"小神农迫不及待地问道。

　　"它可以清湿热、驱虫，是不是很神奇？"朱有德眨了眨眼睛，
还不等小神农回答，他又说，"虽然苦楝子能驱虫，但是它本身
带有微量的毒素，脾胃虚寒者禁服，而且不宜过量及长期服用。如
果内服量过大，可能就会有恶心、呕吐等中毒反应，严重的会中毒
死亡。"

　　小神农大吃一惊，慢慢地说："幸好师傅告诉我了，不然我就要

出大事了。"

朱有德说："记住这些知识就好。苦楝子作为一种药材，在秋、冬两季果实才会成熟，成熟的苦楝子呈黄色时，才可以采收，或收集落下的果实。晒干、阴干或烘干，放在干燥容器内，置于阴凉干燥处。正因为它的驱虫功效，所以它能够防蛀，防霉。看，像你采来的这种还没有成熟呢。"

小神农低下头看着那一堆苦楝子，抬起头对师傅说："师傅，我以后一定认真学习医术。不然闹出笑话不说，严重的还会影响我的身体健康呢。"

朱有德笑了笑说："你明白就好，干我们这一行，容不得半点马虎，一个小失误就可能对患者造成极大的痛苦。不过，师傅相信你能够听进师傅的话，会努力学习的。"

小神农看着师傅，使劲地点了点头。

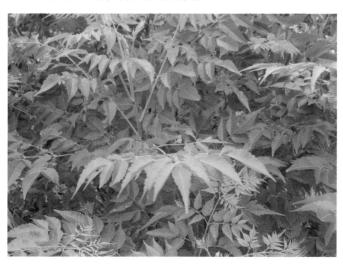

苦楝子

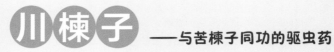

川楝子

——与苦楝子同功的驱虫药

这天，小神农早早的起床，急急忙忙洗漱完，就去找朱有德。又看见朱有德正静静地站在家门口，看着远方。他知道这是师傅的习惯，早上起来后要站在家门口呼吸新鲜空气。他悄悄地站在师傅的背后，对师傅说："师傅，我有问题想问。"

朱有德仍然站着，慢慢地说："什么问题？"

"师傅，我昨晚看医书的时候，看到了关于苦楝子的介绍。医书上说，苦楝子和川楝子的外表相似，连功能也都差不多。所以我想问一下，怎样分辨苦楝子和川楝子呢？"

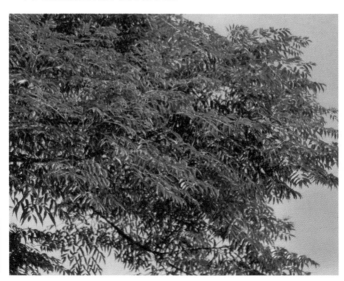

川楝子

朱有德转过身，对小神农说："你按照现在对它们的认识，先出去采一些苦楝子和川楝子回来，回来之后我再教你怎么分辨。"

小神农点了点头，就拿着采药的竹筐出发了。

过了一会，小神农背着一筐黄黄绿绿的果子回来了。

朱有德将筐里的所有东西都倒了出来，看了看，拿起一个黄果子，说："你看看这是什么？"

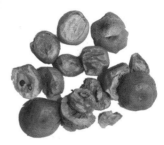

小神农仔细看着师傅手上的那个果子，看了半天，不确定地说："这个应该是苦楝子吧。"

朱有德说："这个你是在哪里采的？"

"嗯，就在一棵大概10米高的树上采的。那棵树的树皮是灰褐色的，小叶卵形或窄卵形，全缘或少有疏锯齿。"

师傅说："这是川楝子，还记得苦楝子的楝树是什么样子的吗？"

小神农想了想，说："它是一种落叶乔木，它的小叶卵形至椭圆形的，和川楝子的不一样。"

"嗯，对。川楝子比苦楝子要大一些。它的表面是金黄色至棕黄色的，微有光泽，少数凹陷或皱缩，具深棕色小点。"朱有德指着川楝子说。

接着朱有德又剥开川楝子，指着里面说："你看川楝子的里面，外果皮与果肉间常成空隙，果肉淡黄松软，和苦楝子一样的是遇水润湿显黏性。味道也是酸、苦。记住了吗？"

小神农说："我记住了。不过师傅，川楝子的功效和苦楝子也一样吗？"

朱有德说："并不是完全一样，但很相似。它和苦楝子一样，具有驱虫、杀虫的功效。不过它带有微毒，不可多食。"

"那它和苦楝子的收藏方法也一样吗？秋、冬两季收回来，洗净晒干就可以了吗？"

"其实差不多，冬季果实成熟时采收，除去杂质，然后再干燥就行了。在《雷公炮炙论》就写道：采得后晒干，酒拌浸令湿，蒸，待上皮软，剥去皮，取肉去核，勿单用其核，槌碎，用浆水煮一沸时用。如使肉即不使核，使核即不使肉。明白了吗？干燥的川楝子用的时候捣碎就行。如果要炒的话就取净川楝子，切厚片或碾碎，照清炒法炒至表面焦黄色。"朱有德看着小神农说。

"我明白了，师傅。现在我总算弄明白它们之间的差别了，以后一定会辨认出它们的。"小神农握着拳头说。

"好好好，现在赶紧进去吃饭吧，饭都快凉了。"朱有德带着小神农走进了厨房。

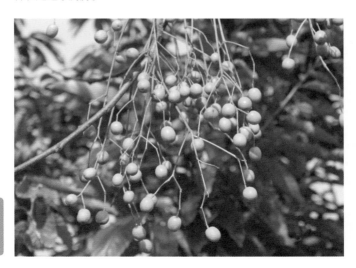

川楝子

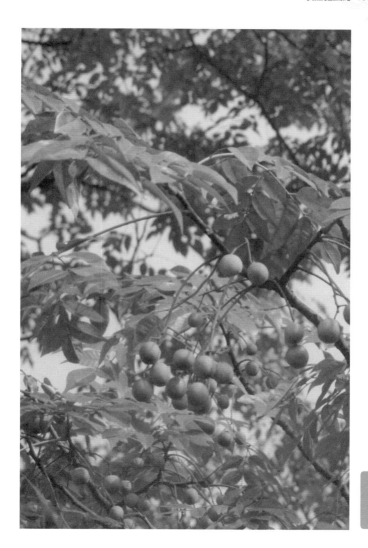

川楝子

罗勒

——收涩、消肿的良药

“师傅，咱们能不能换些吃的，每天都是这些菜，我都快吃腻了。”小神农看着桌子上的土豆和鱼腥草，充满哀怨地说。

朱有德看着小神农用筷子扒拉着白饭，严肃地说：“赶紧吃。”

小神农听到后，嘴巴噘得老长，小声嘟囔着：“我还长身体呢，就给我吃这些，整天不是土豆，就是鱼腥草，不是鱼腥草，就是土豆，哎……”

朱有德听完，“噗”地一声笑了，说：“赶紧吃完，我带你去找好吃的。”

小神农听到这句话，立刻埋头吃饭，胡乱扒了两口，就嚷嚷着要

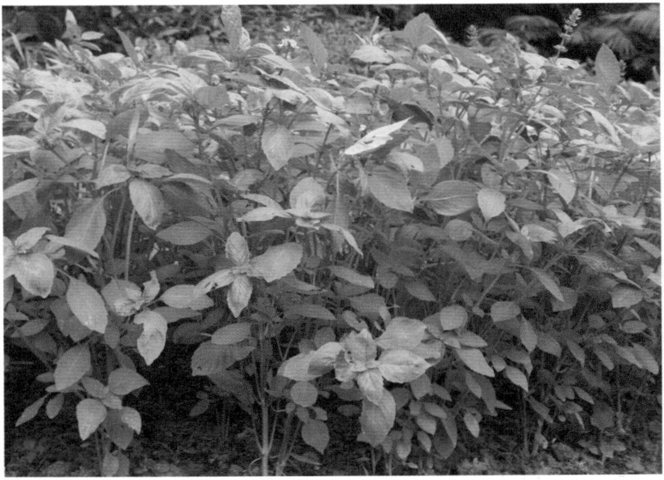

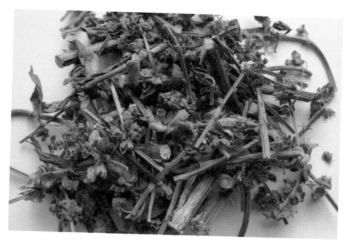

出去了。

　　吃过饭，朱有德和小神农一起来到后山，小神农看着周围高高的乱草，若有所思。朱有德看他认真思考的样子，不忍心打扰。这时，小神农突然大叫一声："我知道了，师傅，我知道我们要吃什么了。"

　　朱有德颇有兴趣地说："那你来说说你想到了什么，看看我们师徒二人想的是不是一样。"

　　小神农笑着说："嘿嘿，我看到这些草就知道了。这个啊，是罗勒又叫金不换。这个用来做菜最好不过了，既好吃又有药用价值。"

　　朱有德笑着说："不错，有长进。这的确就是罗勒。知道它为什么又叫金不换吗？"

　　小神农仔细想了想，摇摇头说："不知道，难道这样的一株草药比金子还贵吗？金子都换不来。"

　　"差不多吧，因为罗勒子大小虽然跟芝麻差不多，内含于果实中，但是颗粒饱满圆润，在东南亚曾一度被认为是稀有的中药；又因为它是一种美味的天然食材，物超所值，比黄金还贵，所以叫金不换。"

"原来是这样啊。师傅，我还知道一些关于罗勒的知识呢。"

"那好，那就让我来考考你，你说一下罗勒的外形特点。"

小神农丝毫不担心，说："罗勒，一年生直立草本植物，全体芳香，茎是四方形的，上部多分枝，表面通常紫绿色，覆盖柔毛，叶对生，三角状，薄膜质。嫩叶的脉络为红色，折断可有红色汁液流出。它也会开花，雌雄异株，为复伞形花序，6个萼片，呈狭倒卵状长圆形，花瓣倒卵形，3～4瓣，花内有2个腺体。花谢之后会结倒卵形的核果，压扁状，背脊可见小横肋，两侧下陷。"

朱有德笑了说："那你就接着说说你对罗勒了解的知识，让师傅看看你学了多少。"

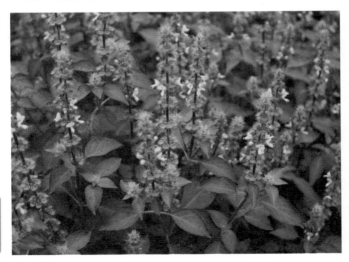

罗勒

"它主治风寒感冒、肠胃不适、跌打肿痛等疾病；起收涩、消肿、镇痛等作用。内服的时候做法主要是用3～5钱的罗勒煎汤，或者是研末、磨汁或浸酒；外用的时候只要将其捣敷、研末撒或磨汁涂就可以了。"小神农喘了一口气，接着说，"不过罗勒也有禁忌，在南川《常用中草药手册》中记录：孕妇忌服。"

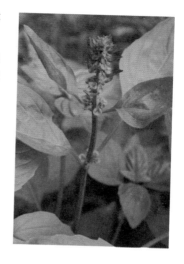

朱有德高兴地点了点头，说："不错，不错，值得表扬，为师甚感欣慰啊。"

小神农也高兴地笑了，说："师傅，那我们赶快挖点罗勒回去改善一下伙食吧。"

朱有德说："好好，我们明天再去集市上买点肉回来，给你开开荤，让你长长个子。"

小神农一听，高兴得都跳了起来。

苦楝皮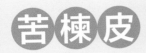

——能驱蛔虫的树皮

　　一天下午，朱有德正在自己的房里练着字，小神农一下子跑了进来，朱有德看见他背着采药的小铲子和背篓，一副准备出去的样子。果然，还没等朱有德开口，小神农就说："师傅，我想出去看看。"

　　"看什么？"朱有德十分疑惑地问道。

　　"我刚刚在书上看到了苦楝皮，我想出去看看，再采一些苦楝皮回来。"

　　朱有德听到这话，就知道小神农准是又遇到不懂的问题了，刚想说自己和他一起出去，但是转念一想，让他自己出去也是一种历练，就说："好吧，你一定要注意安全，早一点回来，别让师傅

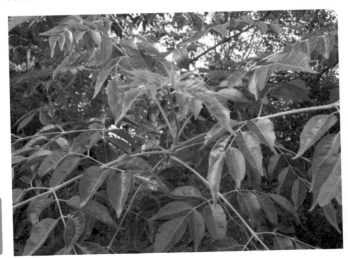

苦楝皮

担心。"

小神农点了点头，就跑了出去。

过了一个下午，小神农背着一筐树皮进了院子。朱有德看到小神农平安回来，一颗悬着的心终于落下了，淡淡地问："怎么样，有什么发现吗？"

小神农咽了一大口水，将筐里的树皮都倒了出来，说："师傅，您看，这是我采的苦楝皮，其实就是苦楝树的皮。因为我想到了之前师傅，您教我的苦楝子的知识，所以，我就想亲自去采些树皮回来，加深印象，以免让自己犯错误。"

听到了小神农表达的自己内心的真实想法，朱有德心里很高兴。小神农又说："师傅，我现在才明白，楝树皮为不规则板片状、槽状或半卷筒状的样子，长宽不一。外表面灰棕色或灰褐色，比较粗糙，

苦楝皮

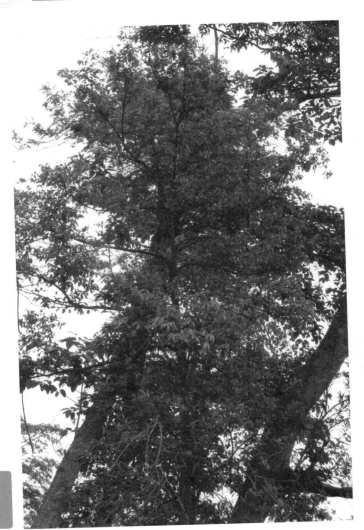

苦
楝
皮

有交织的纵皱纹和点状灰棕色皮孔。"

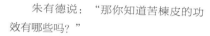

说着，小神农用手将苦楝皮的外皮剥去，指着苦楝皮里面的部分说："除去粗皮后它是淡黄色的。它比较坚韧，不易折断。"他还使劲掰了掰手上的苦楝皮，又将其放到自己的鼻子下面嗅一下，说："气微，味苦。"

朱有德说："那你知道苦楝皮的功效有哪些吗？"

小神农放下手上的树皮，说："这个我知道，在《名医别录》中记载的苦楝皮可以驱蛔虫，利大肠，它的驱虫、杀虫效果非常好。但是苦楝皮和苦楝子一样，带一些毒素，所以，孕妇及肝肾功能不全者慎用，不然会有严重的后果出现。"

朱有德点了点头，小神农又说："苦楝皮要在春、秋两季开采，除去杂质、粗皮，洗净，润透，切丝，干燥，然后要放在通风干燥处，防潮。"

朱有德听完小神农的话说："嗯嗯，像这种有相似功效的药材，你要将它们都整理归类，学会总结，这样才会记得牢靠，不会搞混。但是师傅觉得你真的长大了，明白药材对患者有多重要，对于药理有不懂的地方也积极学习。今天值得表扬，以后也要继续努力！"

小神农高兴地说："我一定会努力的！哈哈。"

野棉花

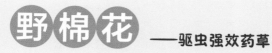

——驱虫强效药草

小神农哼着歌谣走进厨房，坐在那里的朱有德头也不抬，就问："什么事情这么高兴啊？"

小神农认真地洗着水果，笑着说："师傅，您猜。"

朱有德开玩笑地说："哎，你在想什么我可猜不到。"

小神农端着洗好的水果走过来，说："师傅，吃水果。"说着就坐在了师傅的旁边，接着又说，"其实，是因为我刚刚看到了一种药材，它的名字挺好听的，叫满天星。多美好的名字啊，对吧，师傅？"说完，小神农充满期待地看着朱有德。

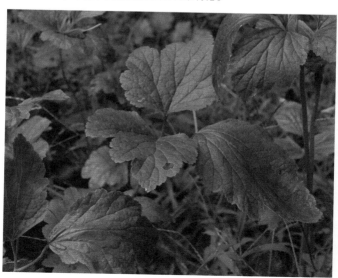

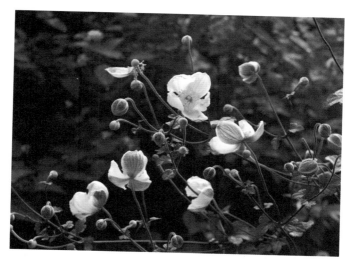

朱有德捻起了一颗葡萄，放在嘴里，边吃边说："哦，你是说野棉花啊。"

小神农也吃了一颗葡萄说："什么野棉花啊，我说的是满天星，师傅。"

朱有德说："看来你还不知道野棉花就是满天星吧？"

小神农瞪大眼睛看着朱有德说："我还以为野棉花是野生的棉花呢。"

朱有德哈哈地笑了："野棉花又名满天星，是一种草本植物，植株高60～100厘米。根状茎斜，木质，叶片心状卵形或心状宽卵形，边缘有小牙齿，表面疏被短糙毛，背面密被白色短茸毛；叶柄上有柔毛。花葶粗壮，被密或疏的柔毛。它的花期是7～10月。"

小神农认真地听着朱有德的讲解，问道："那野棉花适合在什么样的环境中生长呢？"

朱有德笑着说："它主要生长在山地草坡、沟边或疏林中。"

小神农听完，又向师傅提问："那师傅，野棉花有什么功效呢？"

朱有德眼珠一转，说："你猜。"

小神农急了，对师傅说："哎呀，师傅您就别逗我了，快告诉我吧。"

朱有德说："野棉花原来是很多人使用的土农药，专门用来驱赶蚊虫、蝇蛆的。你可别只看到它的外表，它的驱虫效果可是非常不错的。不过《湖南药物志》中记载野棉花'苦辛，有大毒'，所以，不可多用，过量服用可致头晕、呕吐、四肢麻木等中毒症状。"

小神农认真地听着，等朱有德说完之后，他用羡慕的语气说："师傅您真厉害，懂好多东西啊。什么时候我才可以像您一

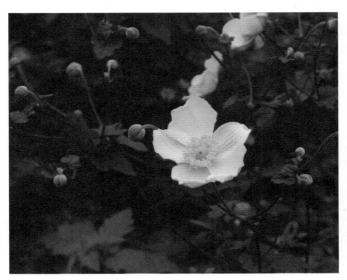

野棉花

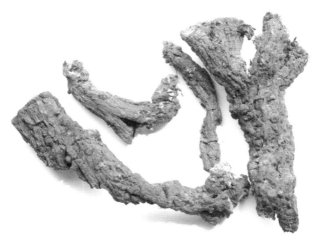

样啊？"

朱有德笑着说："师傅也不是一天就知道这些知识的，也是通过日积月累的学习和采药累积起来的。不要气馁，只要功夫深，铁杵磨成针，师傅相信你。"

小神农听了师傅的话，倍受鼓舞。这时朱有德又说："在看书或者生活中有什么不懂的，尽管来找师傅，师傅一定会帮你解决问题的。"

"嗯嗯，师傅，我一定会努力的。"小神农坚定地说。

野棉花

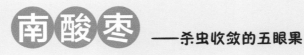

南酸枣 ——杀虫收敛的五眼果

自从小神农学习了野棉花这味草药后，他就觉得自己需要学习的知识还有很多，所以比以前更刻苦了，经常一天大部分的时间都用来看医书。

朱有德起初很是欣慰，但是看着小神农每天都闭门不出，只顾着学习医书上的知识，又有些担心。因此，他有时就会带小神农出去，但是小神农还是依然如故。朱有德想着这样下去肯定不行，就打算什么时候找小神农谈一谈。

这一天，朱有德看着饭桌上的小神农心不在焉的样子，就说："小神农，这些日子以来，为师看你读书很是用功，今天就来考考你，你答对了就奖励你一天玩的时间。"

小神农并没有想象中的兴奋，只是说："师傅，请出题。"

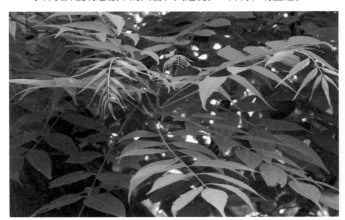

南酸枣

朱有德说："那我就来问问你。南酸枣这味中药你知道吗？"

小神农没精打采地说："我知道，师傅。南酸枣又名五眼果、化郎果。南酸枣树是一种落叶乔木，树干挺直，树皮灰褐，叶子为卵状，奇数羽状复出。4月开花，花杂性，为聚伞状圆锥花序，雌花生于上，雄花靠下，结核果，也就是南酸枣，成熟后是黄色的，核果椭圆形或倒卵状椭圆形，自古以来就象征着'五福临门'的意思。"

朱有德刚准备说话，小神农又接着说："在《广西中草药》一书中有记载：鲜果，消食滞，治食滞腹痛果核，清热毒，杀虫收敛。具有驱虫，收涩，治烫火伤的功能。"

朱有德又问："那你说说南酸枣怎么采摘的？"

"秋季果实成熟时采收，除去杂质后干燥就可以了。"小神农说。

虽然小神农都答对了，但是朱有德心里却不是滋味，他问小神农："小神农，知道师傅今天为什么要问你问题吗？"

小神农抬起头望着师傅，疑惑地问道："师傅不是想考考我吗？看看我有没有认真地学习？"

朱有德摇摇头说："这不是主要目的。你这些天来的努力师傅都看在眼里，师傅相信你都认真地学了。但我觉得你其实没有必要这么逼着自己，所谓欲速则不达，一开始给自己太大的压力，我怕你会支撑不下去。今天，师傅给你放一天假，出去放松放松。"

小神农高兴地出去了，当他看到门前的风景时，觉得自己好久没有这样欣赏风景了。他想，有这样的一个师傅真好。

南酸枣

黄荆叶

——解表利湿的叶子

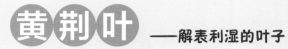

这一天，朱有德准备带着小神农上山采药。

"小神农，快点收拾收拾，我们出去采药。"朱有德边收拾边叫着小神农。

"知道了，师傅，我马上就好了。"小神农大声地应着。

师徒俩一起走在山间，小神农感叹道："哇，好漂亮啊，好久没有看到这么美丽的景色了。"

朱有德听到这句话，说："那我们以后就多出来一些，一方面你可以亲眼看看这些草药，一方面也可以放松放松身心。"

"嗯嗯，这样也好。"小神农边走边应答着，突然说，"师傅您

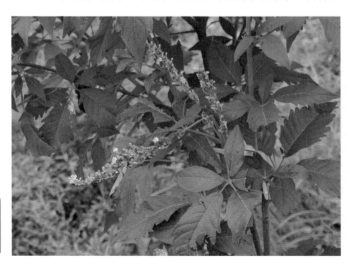

看，这是黄荆叶。"

朱有德顺着小神农的视线看了过去，发现他指的确实是黄荆叶，高兴地说："不错，有长进。以前看到一种草药，你都会问'师傅这是什么呀？'现在呢，不用我说你都知道了。"

小神农有点不好意思地说："嘿嘿，我才学习了这种草药。黄荆是一种直立灌木，植株高1～3米。小枝四棱形，叶及花序通常被灰白色短柔毛。小叶片长圆状披针形至披针形，基部楔形，全缘或有少数粗锯齿，先端渐尖，表面绿色，背面密被灰白色茸毛，花期是4～6月，果期是7～10月。"

朱有德满意地点了点头，小神农继续说："它主要生长在山坡、路旁或灌丛中。而黄荆叶呢，就是黄荆的叶子，具有解表清热，利湿解毒的作用，可以治感冒、中暑、吐泻、风湿和跌打肿痛等症。"

朱有德听完问道："既然这么了解，那你肯定也知道怎么采摘和存储黄荆叶了。"

小神农胸有成竹地说："那是自然。黄荆叶要在夏末开花时采叶，鲜用或堆叠踏实，使其发汗，倒出晒至半干，再堆叠踏实，等绿色变黑润，再晒至足干就可以了。药用的黄荆叶一般都是灰黑色或绿褐色，背面色较暗淡，干燥叶片皱缩，上有短毛覆盖；是掌状的复叶，小叶5枚，长卵圆形至披针形，叶柄方形被毛。叶脆易碎，有香味。"

朱有德听着小神农的话，心里十分高兴，笑着说："那我再补充一个知识点。医书中有记载：如有外伤或是被犬及蜈蚣咬伤，取黄荆叶100～200克，捣烂，擦、敷患处即可。"

小神农双手作揖，向师傅一拜，说："徒儿领教，多谢师傅。"

朱有德看见小神农这个样子，禁不住笑了："哈哈，不错，师傅的幽默你也学到了几分。"

小神农也笑了，两人一起说说笑笑着继续采药了。

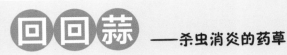

回回蒜

——杀虫消炎的药草

吃午饭的时候，小神农将每道菜都夹了一筷子尝了尝，然后皱着眉头对师傅说："师傅，不是我抱怨，这些菜真的没什么味道，好淡啊。"

朱有德看到小神农这个样子，心里有点过意不去，想活跃一下气氛，就对小神农说："吃完饭，我们去挖点回回蒜回来，这样以后就有蒜来调味了。"

小神农正和嘴里的菜较劲呢，听到这句话，以为是自己听错了，睁大眼看着师傅，期望他能够知道并改正自己的错误。

朱有德发现小神农正满心期待地看着自己，就继续装傻说："怎么了，怎么一直看着我，我脸上有什么东西吗？"说完就用手在自己的脸上乱蹭。

小神农发现师傅还是不知道自己说错了，就提醒师傅说："师傅您刚刚说，采些茴茴蒜回来调味。我没听错吧？"

朱有德满脸无辜地说："当然了，难道不行吗？"

小神农再也忍不住了，说："当然不行了，师傅。不管是茴茴蒜，还是没有草字头的回回蒜，都不可以拿来调味啊。"

"哦，那你说说这回回蒜为什么不可以拿来调味啊？"

"有草字头的茴茴蒜，是一种很好识别的多年生草本，而没有草字头的回回蒜则是前者的全草，主要生长在溪边或湿

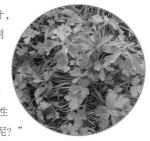

草地。它茎高15～50厘米，为三出复叶，叶片呈宽卵形，中间的小叶带小柄，侧生叶则分2～3裂。它也会开花，花序疏花，5枚萼片，颜色淡绿，如同船形。5枚花瓣，呈宽倒卵形，为黄色。花谢后会结聚合果，近矩圆形。它味苦、辣、性微温，有小毒，怎么可以用来调味使用呢？

"这么说来，回回蒜是一味草药啊。"朱有德恍然大悟地说。

"当然了，这回回蒜的功效还多呢。在《陕西中草药》这本医书上记载，回回蒜可以降血压，消炎退肿。另外，它和大蒜一样具有很明显的驱虫功效呢。"小神农一脸正经地说。

"原来是这样，不过它为什么不可以拿来做调味料呢？"朱有德继续发问。

小神农拍了一下脑袋，说："不是说了吗？它是有毒的。在多本医书上都有记载回回蒜有毒性，这怎么可以拿来做调味料呢？误食的话，会导致口腔灼热、恶心、呕吐、腹部巨痛，严重的会呼吸衰竭而死亡的！"

朱有德看着小神农认真的表情，极力地忍住笑，说："原来是这样，我没想到竟有这么大的危害，差点就害了你。"

"不过师傅您为什么会犯如此低级的错误呢？"小神农很是疑惑地问。

朱有德终于忍不下去了，大声地笑了出来。

小神农看着师傅突然大笑，他才一下醒悟过来，说："师傅您从一开始就是为了考我，对不对？"

朱有德边笑边说："对不起了，师傅不该骗你，不过师傅也的确是想看看你会不会指出师傅的错误，果然，你没有让我失望。"

马桑叶

——杀虫还能治烫伤的草药

这天，小神农早早地起了床，趁着师傅、师娘还没有起床，小神农悄悄来到厨房，挽起袖子收拾了起来。其实小神农是看师傅、师娘整天为自己的衣食住行操心，心里过意不去，所以他想为师傅、师娘做一顿饭。

虽然不是很熟练，但是小神农真的很用心去做这顿饭。当他正手忙脚乱的时候，他的胳膊一不小心碰倒了放在桌子上的热水瓶，里面的热水全洒了出来，于是他的脚就被热水烫伤了。

小神农痛得龇牙咧嘴，不知如何是好。这时朱有德进了厨房，他

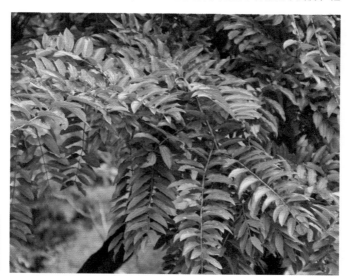

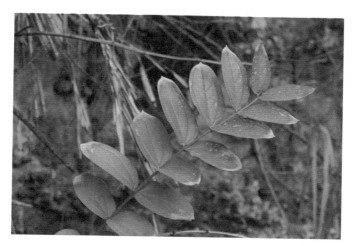

一看到这样的场景，立刻明白了怎么回事。他把小神农扶到椅子上，问了问小神农的感觉，就让小神农待在椅子上，自己出去制药了。

过了一会儿，朱有德满头大汗地端着药罐进来了。朱有德让小神农把脚背伸出来，他亲自为小神农涂药。没过多久，小神农就明显地感觉到自己的脚背没有那么痛了。于是，他好奇地问道："师傅，您用的是什么药啊，效果真好，我现在都不痛了。"

朱有德叹了一口气说："这是马桑叶做的，它主要生长在山坡或山沟中。"

"那它是什么样子的呢？"

"它是一种落叶灌木，可以高达6米。叶对生，是椭圆形或广椭圆形的，长3～7厘米。微尖头，圆

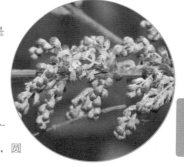

马桑叶

脚，表面鲜绿色，两面都没有毛。花小，呈覆瓦状排列，花冠稍带绿色或红色，萼片、花瓣各5片。结瘦果，通常为5枚，外包肉质花瓣，熟时花被由红色转为紫黑色，有甜味，但有毒，不可食。花期是4~5月，果期是7~8月。"朱有德知道小神农对这些陌生的药材感兴趣，索性就都说出来了。

还不等小神农继续问，朱有德接着说："它味苦、辛，性寒，清热解毒、消肿止痛、杀虫功效很强。主要用于肿毒、黄水疮、烫伤、痈疽、痔疮、跌打损伤等症，用法也跟你刚才看到的一样，捣敷、煎水洗、研末掺或调敷就可以了。不过马桑的毒性很大，误食可引起轻重不等的中毒。"

小神农听完，感觉自己又长了见识，这么好的药材，居然也有这么大危害。这时候朱有德开口了："都记住了吧？最重要的一点也要记住了，以后不可以一个人随便进厨房。你还太小，很多事想得简

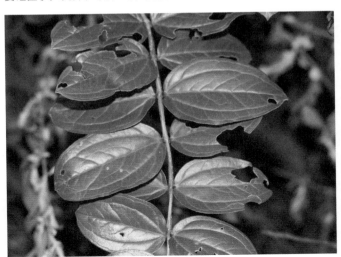

马桑叶

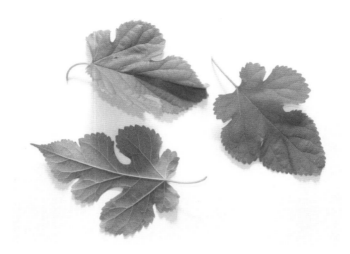

单，但操作不易，师傅可不希望再看到这种场景了，明白了吗？"

　　小神农听了，心中涌过一阵暖流，原来在师傅心里自己这么重
要。他使劲地点了点头，在心里告诉自己：以后自己不可以让师傅这
么担心了。

盐肤木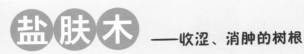
——收涩、消肿的树根

"师傅，走快点，快点啊，我等着你给我买吃的呢。"小神农一个人在前面蹦蹦跳跳地说，很快又停了下来，回头看着身后的师傅，希望师傅走快点。

朱有德看见小神农着急的样子，没办法，只好加快了步伐。原来这是朱有德和小神农前几天约定好的，至于为什么有这个约定嘛，这就要从三天前说起了。

三天前，小神农看书看累了，就来到院子中，看着远处的风景发呆。

朱有德本来在客厅里喝茶，看见小神农在外面站了那么久，就

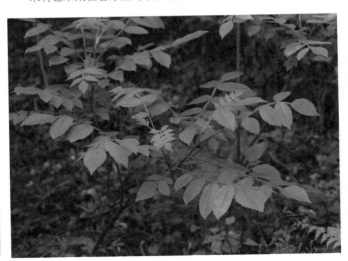

盐
肤
木

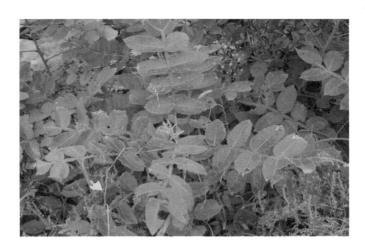

问："小神农，在干什么呢？"

小神农突然听到师傅的叫声，吓了一跳，瞪大眼睛回头看着师傅，发现师傅正招手让他过去。小神农乖乖坐到师傅旁边，只听师傅说："外面的风景好看吗？你是不是觉得寂寞了？"

小神农不知如何回答，就笑着说："师傅，我们出去玩会儿吧。"

朱有德佯装在沉思，说："呃，这个嘛，让为师来想想。小神农想出去呀？"

"对呀对呀，师傅。哎呀师傅，您就快点做决定嘛，每次都吊我胃口。"小神农也假装生气了。

朱有德看着他可爱的样子，笑着说："我们去集市吧，我还可以给你买点你想要的。不过……"

小神农听到这里，立刻明白了师傅的意思，师傅这是要考自己，马上拍拍胸脯说："放马过来吧，师傅。"

盐肤木

朱有德看到小神农这个样子，就开门见山地说："好，既然你这么有自信，接招——请说出盐肤木的外形特征及药性、功效。"

小神农一听这味中药的名字就笑了，心里嘀咕着：这不是小意思吗？小神农说："盐肤木为落叶小乔木，小枝棕褐色，带锈色柔毛，表面有小皮孔。它的叶子奇数羽状复出，小叶卵形，或者长圆形，叶缘有齿，叶面暗绿，叶背则粉绿，并带有白粉。秋季叶子会变成红色，很是漂亮。它每年8~9月开花，花序圆锥状，多分枝，苞片披针形，小苞片非常小，花瓣倒卵形，白色，盛放后会外卷生长，花谢了就会结出核果。"

小神农说完好半天，也不见师傅出声，便问："师傅，我说得对不对呀？"

"你还没回答完呢，我怎么能评判结果？"朱有德微闭着眼睛说。

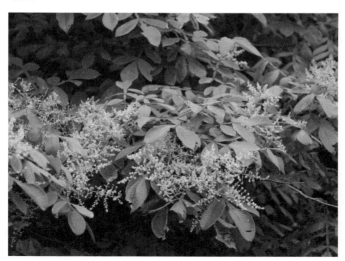

盐肤木

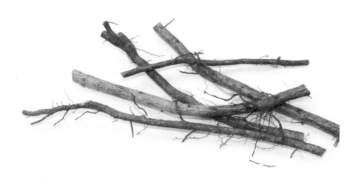

"哦，您说功效呀。盐肤木不仅可以作为一种观光的木材，它的
根、果实、花、叶等部分都是十分好的药，既能清热解毒，又能涩肠
止泻，还可以散瘀止血、活络筋骨。一般咳嗽咯血、肠炎、痢疾、痔
疮出血、感冒发热都可用根入药进行治疗，而外伤、虫蛇咬伤则可用
根、叶等来治疗。而且，盐肤木全身是宝，哪怕是虫瘿都可入药。在
秋季的时候，盐肤木会寄生一种虫瘿，就是著名的五倍子了；还有最
重要的一点，盐肤木的嫩茎叶可以当做野生蔬菜食用，而它的花是初
秋的优质蜜粉源。真是一种功能强大的植物啊，真不错。"

朱有德听得连连点头，只好答应带小神农去集市买好东西吃，
所以，这才发生了文章开头的一幕。想到这里，朱有德不由得笑了
起来。

天师栗

——宽中下气的收涩药

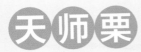

"师傅您快来看，这是什么树啊？好漂亮啊！"小神农停在一棵树前大声叫着朱有德。

这天，朱有德照例带着小神农出门采药。没想到，只不过是换了一座山，小神农就像是一个刚出山的猴子一样，活蹦乱跳的，这也看看，那也摸摸，让朱有德根本追不上他的脚步。朱有德正拼尽全力赶上小神农，就听到他大声地叫自己过去了。

朱有德走了过去，看着这棵树，发现这棵树树形美观，冠如华盖，硕大的白色花朵就像一盏华丽的烛台，很是漂亮。他笑着说：

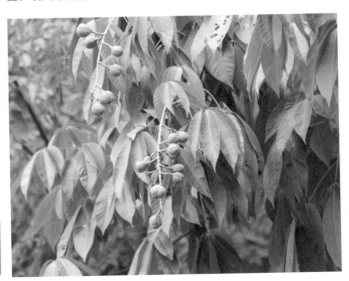

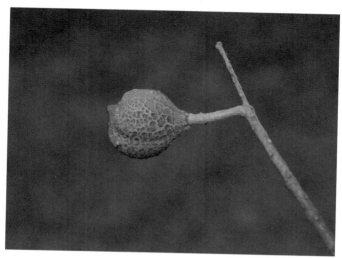

"知道这树叫什么名字吗？"

小神农摇了摇头，说："不知道。师傅您快告诉我吧。"

朱有德指着这棵树说："这叫天师栗，又叫猴板栗，是一种落叶乔木，高15～20米，也有25米的，但是那样的比较稀少。树皮较为平滑，你看是灰褐色的，常成薄片脱落。小枝圆柱形，紫褐色，嫩时密被长柔毛，渐老时脱落。小叶长圆倒卵形，边缘有很密的、微内弯、骨质硬头的小锯齿，叶面深绿色，有光泽，叶背淡绿色，有灰色茸毛或长柔毛。花有很浓的香味，蒴果黄褐色，卵圆形或近于梨形，顶端有短尖头，无刺，有斑点，壳很薄，成熟时常3裂；种子常仅1～2枚发育良好，近于球形，栗褐色，近于圆形，比较狭小。花期是4～5月，果期是9～10月。"

小神农认真地看着这棵天师栗，听着师傅的讲解，二者相结合，牢牢地记住了师傅所讲的。听完了师傅所讲的，小神农就接着问道：

天师栗

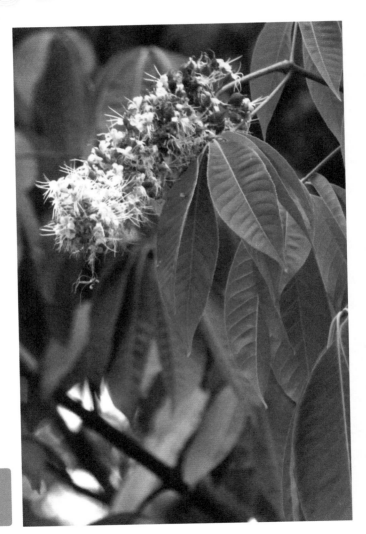

天师栗

"那它适合生长在什么环境中呢？"

"它喜温暖湿润气候，不耐寒，深根性，而且生长慢，寿命长。在我国的河南西南部、湖北西部和湖南等地都有分布。"朱有德耐心地解释着。

"那它有什么样的功效呢？"

"天师栗的种子脱涩后可食用，中医上入药，名叫娑罗子，性温味甘，功能宽中下气，可以收涩。主治胃涨痛，疳积等症。不仅如此，它的木材坚硬细密可用来制造器具。"

"娑罗子……"小神农嘟囔着。

朱有德看着小神农说："想什么呢？"

小神农扬起小脸，笑着说："我只是觉得这个名字很特别，让我想到了孟婆。"

朱有德说："没想到你还知道孟婆，小小年纪不要想太多，过好现在就好了。"

小神农回嘴说："哎，师傅，我又没说什么，您怎么知道我在想些什么？您可不要乱猜，我又没乱想。"

朱有德听到这句话，笑了："你这个鬼灵精啊，牙尖嘴利的，你小心把自己绕进去。"

"我可没乱想，是师父乱想。"小神农坏坏地笑了起来。

五倍子
——止咳、止泻的野生药材

　　这两天，小神农有些上火，嘴里起溃疡了。朱有德看着饭桌旁的小神农无精打采，想吃饭也吃不了，就打算给小神农弄点草药来消消火。

　　吃完饭后，朱有德开始在草药房里翻找。小神农听见草药房里窸窸窣窣的声音，就走进去，看见师傅一个人在忙，便问："师傅您在干什么呢？"

　　朱有德头也不回地说："我给你找一些消火的药。"

　　"消火的药，我知道在哪里。"小神农很快在标有五倍子的草药盒子面前停了下来，对师傅说，"师傅，五倍子在这里。"

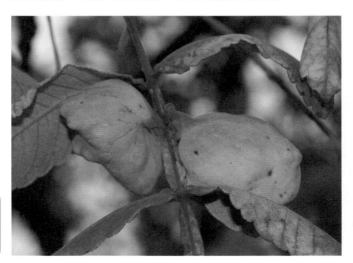

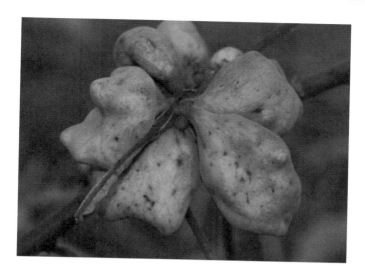

朱有德一看，拍了拍脑袋，说："原来在这里啊，我找了半天。"他看了看小神农，又打算考小神农，小神农似乎已经知道了师傅的意图，就说："师傅，我嘴里有溃疡啊，说话都疼，您不会打算还让我……"

朱有德想了想说："那我换一种方式，你只需回答是或不是就可以了。"

小神农用鼻音嗯嗯的回答着。这时朱有德又拿了一些五倍子，说："我们边熬药边聊，让你快些喝到药。"

两人一起来到厨房，朱有德烧着水，问小神农："我开始提问了，做好准备。"

小神农早已经知道师傅的幽默，就默默地做了个准备好了的手势。朱有德想了想："五倍子主要由五倍子蚜寄生而形成的虫瘿，其原生植物为盐肤木，分角倍与肚倍两种。角倍为菱形，有不规则角

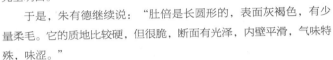

状分枝，表面黄色，带灰白短茸毛。它质地薄脆，有角质，而且内中有黑褐色蚜虫尸体及排泄物，内壁为棕色。有点臭气，味涩。"朱有德说到这里，停下来看着小神农。

小神农则毫不犹豫地点了点头，表示完全明白。

于是，朱有德继续说："肚倍是长圆形的，表面灰褐色，有少量柔毛。它的质地比较硬，但很脆，断面有光泽，内壁平滑，气味特殊，味涩。"

小神农没等师傅停下来，便连续点头，表示认可。朱有德看见小神农的反应，也满意地点了点头，又说："五倍子味酸、涩，性寒，有敛肺、止汗、止血、涩肠、解毒的功效，可以治疗自汗、盗汗、肺

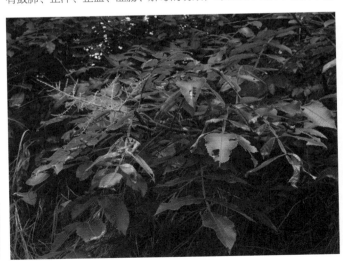

五倍子

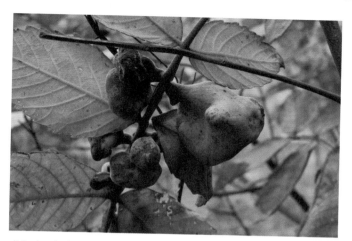

虚久咳、久痢久泻、脱肛、出血、痈肿疮疖等症。而且它还适合于各
种体质的人。"

　　小神农立刻说: "不对,外感风寒或肺有实热之咳嗽,以及积滞
未尽之泻痢者禁服。哎呀师傅,您怎么总是犯错误啊。"

　　朱有德看着小神农着急的样子,笑说: "你忘了我是在考你
吗?还说什么你的嘴说话都痛,我看你说话的时候挺流利的,不像是
很痛的样子啊。"

　　小神农一下子愣住了,说: "我是真的痛,只不过在纠正您的时
候忘了痛而已。"

　　朱有德说: "行行,师傅相信你。来来,看看这药熬好了吗?"

　　小神农和师傅一起揭开锅盖,发现药已经熬好了,师傅盛了一碗
出来,交给小神农说: "晾一会儿喝掉它,你的嘴就不会痛了。"

　　小神农看着师傅,高兴地笑了,估计是想着以后又可以吃那些好
吃的了。

五倍子

水蓼 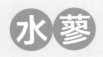——外形像糖的收涩药

一大早，朱有德便穿戴整齐，准备去叫小神农起床。可是他刚打开小神农的房门，却发现小神农已经起床了，在收拾自己的床铺呢。

还没等朱有德说话，小神农就说："师傅我马上就好，不过我们今天要去采些什么药？"

朱有德笑着说："今天休息一天，不进山了。我们俩出去转转，随便逛逛。"

小神农一听立刻两眼放光，开心极了。

走在路上，小神农蹦蹦跳跳，特别开心，时不时地停下脚步等着在后面慢慢走的师傅。他摘了一朵花拿着玩，随口说了一句："师傅您看，这个花长得好像上回我吃的糖啊。"

朱有德笑着说："你难道不认识这是一味中药？"

小神农愣了，他真没想到这是一种中药。于是，他立刻凝眉细想，但想了半天也没想起来，便乖乖地说："我不知道，求师傅赐教。"

朱有德说："就让为师来告诉你。这叫水蓼，是一种蓼科植物，也称辣蓼。属于一年生草本，高20～80厘米，直立生长或下部伏地。茎是红紫色的，表面没有毛，节常膨大。"朱有德指着一片叶子继续说，"你看，它的叶子是披针形或椭圆状披针形的，长4～9厘米，两端渐尖，均有腺状小点，叶柄较短。穗状花序腋生或顶生，细弱下垂，下部的花间断不相连接。花苞呈漏斗状，有疏生小脓点和缘毛。瘦果是卵形的，扁平，表面有小点，黑色无光，包在宿存的花

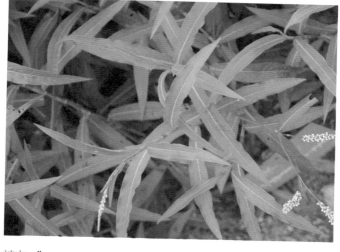

被内。"

　　小神农看着眼前的水蓼，果然与师傅讲的一模一样。小神农在心里默记下师傅所讲的知识，又问："师傅，这水蓼的功效有哪些呢？"

　　"水蓼味辛，性平，它的主要功效就是消肿、收涩、安神、化湿、祛风，可以用来治疗泄泻、痢疾、风湿、腹痛、痈肿、跌打损伤等症。在《岭南采药录》一书中就说'敷跌打，洗疮疥，止痒消肿'。"朱有德停了一下，又说："不过，新鲜的水蓼与炮制后的略有不同，秋季开花时采收，晒干，干燥全草就可以了。干燥后的水蓼茎是红褐色至红紫色的，质坚而脆，断面稍呈纤维性，皮部菲薄，浅砖红色；叶片干枯，灰绿或黄棕色，多皱缩破碎；有时带花序，花多数脱落，花蕾米粒状。味辛辣。"

　　小神农边听边一个劲地点头，听完师傅的讲解，说："哇，原

水蓼

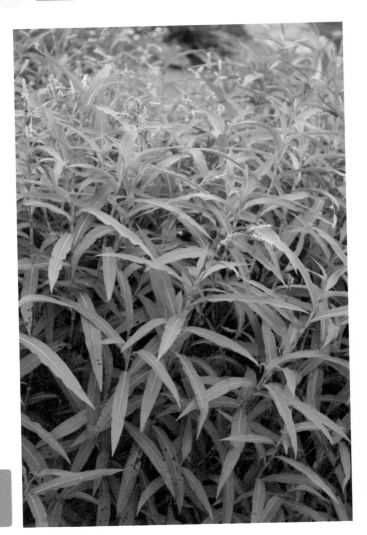

来是这样，我又知道了一味中药，太好了。不过师傅，我有一个疑问。"

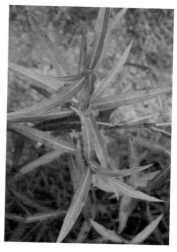

朱有德说："什么疑问，说吧。"

小神农说："师傅您在我心中就像是神一样，什么都知道，您有没有不知道的事情啊？"

朱有德原本以为小神农问的是关于水蓼的问题，没想到是这个问题。他笑着说："不要以为师傅什么都懂，其实我也有好多都不知道，我也和你一样，每天都在学习医书，来填补自己的空白。"

小神农听到这句话好像受到了鼓励一样，说："师傅，我会努力的，我也要每天都要用知识来充实自己。"

朱有德拍了拍小神农的头，说："好，我们俩一起加油吧。往前走走，看看前面还有什么。"

就这样，朱有德和小神农说笑着继续散步。

水蓼

灰藋 ——主治虫咬的药材

"师傅，我有问题要问。"小神农拿着一本医书走向朱有德，边走边问。

朱有德放下了手里的中药，问小神农："什么问题啊？"

小神农把手里的书放在师傅眼前，说："这种中草药叫灰什么？这个字我不认识。"

朱有德还以为是什么问题，原来这么简单，他随口说："这叫灰藋，跟'吊'字的发音一样。"

"哎，看来我还真是没文化啊。"小神农自嘲地说道。

朱有德笑了，说："看来你的幽默细胞又长出来不少啊。行了，回去看书吧。"

小神农说："我都已经看过了，关于灰藋的知识我都已经记住了。刚才我也知道了灰藋的最后一个信息，就是'藋'字的发音。"

朱有德说："好，让我来考考你吧。灰藋是一年生草本植物，并且生于荒地、路旁等土地上，对吗？"

小神农想了想，说："这是正确的，我确定。"

朱有德笑着说："不错，那么接下来的问题就是：请描述一下灰藋的外貌特征。"

小神农这回没有犹豫，看着师傅自信地说："灰藋茎直立，粗壮，具条棱及绿色或紫红色色条，多分枝；叶柄与叶片近等长，叶片互生，呈椭圆形或者三角形，边缘有波状齿，叶两面带粉粒。花序腋生，5个花瓣，边缘白色，向内弯曲。结胞果，果皮与种子贴生。种子横生，黑色，有光泽，表面具浅沟纹。"

朱有德笑着说："我对你更加满意了哦。那好，那你说一下它的功效有哪些吧。"

小神农说："灰藋味甘、苦，性凉，可去湿、解毒，《本草拾遗》中讲其'主恶疮，虫、蚕、蜘蛛等咬伤'，所以，它驱虫和收涩的功效是被人们运用得最多的。"小神农顿了一下说："我多说一些，师傅您就少问一些，反正都是一样的。"

朱有德："那我也就不多说什么了，反正最近你的表现都不错，今天也都回答对了，师傅我甚感欣慰啊。"

小神农又说："对了，师傅您那里还有其他的医书吗？我手里这本书已经快看完了。"

朱有德站起身来，边找书边说："不错不错，果然我的眼光是对的。这里有本书，你看的时候可能会觉得有些晦涩无聊，不过为师相信你一定会成功的，记得有什么问题就可以来找我。"

小神农接过书，郑重地说："师傅，我一定不会辜负您对我的期望的，我一定会努力的。"

朱有德知道现在的小神农已经成熟多了，不用他多说也知道自己该做些什么，作为师傅只需要在适当的时候鼓励和引导就好了。朱有德简单说了句："你知道师傅一直都相信你的，加油就好。"

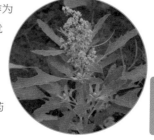

小神农听到这句话，感激地看着师傅，觉得自己应该更认真地学习中药知识。

灰藋

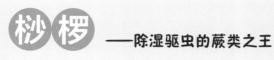

桫椤
——除湿驱虫的蕨类之王

炎炎夏日，刚过了正午时分，朱有德和小神农便到山脚下的小溪边散步。

溪边树木繁盛，树阴连天，不仅挡住了炽热的阳光，就连吹过来的微风都透着凉爽。小神农瞧着那溪水清澈见底，于是问道："师傅，我到溪边用水壶打点水给您解渴吧？"

朱有德乐呵呵地点了点头，说："快去吧，当心脚下。"

小神农拿着水壶，几步就走到了小溪边，正当他准备弯下腰打水的时候，目光却突然被身旁不远处的一棵树给吸引住了。那棵树的树茎就像柱子一样，笔直地矗立在小溪边，尤其是那绿油油的树叶，竟呈螺旋状排列在树茎的顶端。

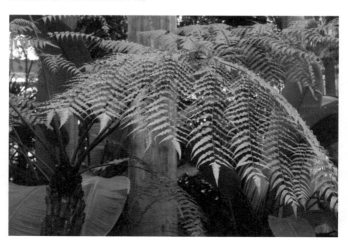

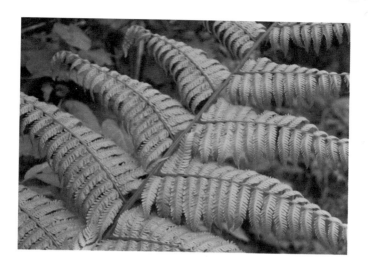

小神农看着那棵树，情不自禁地说道，"这棵树可真是漂亮呀！"

"这是桫椤，又叫树蕨，是古老的蕨类植物，人们可都叫它'蕨类植物之王'呢。"朱有德缓缓地走到小神农身边，笑着解释道。

"竟然是蕨类植物之王，这可是我一眼就发现的呢！"小神农高兴地说。

朱有德摇摇头，故意说道："只是发现了还不够，师傅常嘱咐你，学医除了发现，更要多悉心观察。"

小神农听了师傅的话连连点头，他抬起头，绕着那棵桫椤认真地观察了许久，这才向师傅说道："这棵桫椤的树茎有6米多高，树干呈圆柱形，上部有残存的叶柄。"

"叶柄是什么样子的呢？"朱有德问道。

"叶柄有30多厘米长，呈棕色，叶轴和羽轴有刺状的凸起，叶轴

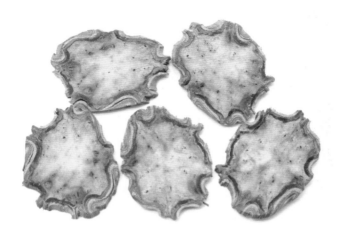

向下延伸，能看到背面两侧各有一条不连续的皮孔线。"小神农回答说。

朱有德赞同地点点头，示意小神农继续说下去。

"叶柄的基部、茎段端和拳卷叶密被鳞片和糠秕状的鳞毛，那些鳞片呈暗棕色的狭披针形，表面有光泽。仔细看的话，能看到鳞片的顶端呈褐棕色的刚毛状，两边还有颜色稍稍淡一些的啮齿状薄边。"小神农也毫不犹豫地说道。

朱有德继续鼓励道："很不错，你再说说树叶的外貌特征。"

小神农走近了些，边观察边说："桫椤的叶片很大，呈长矩圆形，就像凤尾一般。羽片呈披针形，先端渐尖，尾部稍长，基部为宽楔形，有的有短柄，有的没有柄。尖端的羽片较短，呈镰状披针形，边缘有锯齿，叶脉在裂片上羽状分裂。"

"你观察得很仔细，说得也都是对的，看来师傅没有白教你，"朱有德露出欣慰的笑容，他轻轻地摸了摸小神农的头，说道，"不

桫
椤

过，桫椤可不止是外形美观别致，它还有很大的药用价值。"

"难道这棵树还能治病吗？"小神农惊讶地睁大眼睛。

"当然，将桫椤的外皮削去，其髓部便是珍贵的药材了。它药性平和，不仅能祛湿除虫，强健筋骨，还能用于治疗肺热咳嗽、感冒发热、跌打损伤、肾炎水肿以及肾虚腰痛等病症。女性若是出现了崩漏、腹痛等症状也可以服用这味药材，用以缓解病情。此外，桫椤不仅能内服，还能外敷，对癣症可是有奇效的。"

朱有德耐心地将这些知识传授给小神农，看着他脸上那专心致志的神情，朱有德不禁露出了欣慰的笑容。

桫椤

桉树叶

——治疗丹毒湿疹的特效树叶

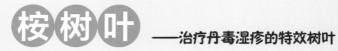

上山采药，这是朱有德师徒每天必做的事情，尽管爬山是一件非常辛苦的事情，但师徒二人却乐在其中。

这天，师徒二人刚走到半山腰上，小神农忽然发现了一株特别的乔木，不由得转过头对朱有德说道："师傅，您瞧那棵绿油油的树，它的树皮竟然是灰蓝色的。"

"这就是桉树，是常绿大乔木。"朱有德望了望树上的桉树叶，然后走到树下，从地上拾起一片树叶递给小神农看，"不过我们今天要寻找的药材并不是这棵树，而是树上的叶子，也就是桉树叶。"

小神农仔细地观察着师傅手中拿着的桉树叶，惊讶地说道："这片叶子的基部竟然是心形的，并且没有叶柄。"

朱有德笑了笑，说："嗯，你观察得很仔细。桉树叶的幼嫩叶对

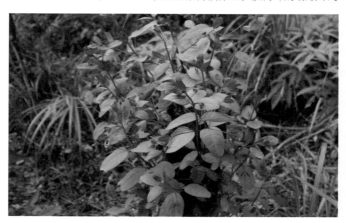

桉树叶

生，是没有叶柄的，叶片整体呈卵形，基部为心形。成长叶片则为披针形，外形像镰刀一样，两面有腺点，长15～30厘米，其叶柄略有些扁平，能长到1～3厘米。"

小神农问道："那桉树会开花吗？"

朱有德微微点头，回答道："当然会。桉树的花为白色的大花，生于叶腋内，有的有花梗，有的花梗极短。花的萼管呈倒圆锥形，表面有4条凸起的棱角和小瘤关，中部是比萼管短的圆锥状的突起，有2层，外面的一层较为平滑，会早一些脱落。花的花丝纤细，就长在呈椭圆形的花药的中部。"

小神农将师傅讲解的内容牢牢地记在脑海里，接着继续问道，"那么，桉树叶到底有什么功效呢？"

"桉树叶的功效可多了，它味苦、辛，性凉，能用来治疗感冒、流行性感冒、痢疾、肠炎和烫伤、疥癣、关节痛、湿疹、痈疮肿毒等病症，对关节炎、膀胱炎、肠炎患者也有非常大的益处。"朱有德回答说。

小神农听了眼前一亮，他忽然想起自己前些日子看到的一本书，于是连忙说道："啊！听您这么说，我想起来了，我曾经在一本书籍看到过有关于桉树叶功效的内容，书上好像就有提到过桉树叶还能用来治疗丹毒……"

朱有德抚着胡须呵呵地笑了起来，"徒儿真是聪明！没错，书中说'取桉树叶煎液，可治丹毒与其他传染性化脓症'，所以说桉树叶还能用来治疗丹毒湿疹、痈疮肿毒和神经性皮炎，对人体也有驱虫的功效，能起到预防、治疗痢疾的作用。"

"原来这桉树叶用处这么大呀，那我可要多采一些回去了。"小神农望着树上的桉树叶，高兴地说道。

昆明山海棠——解毒杀虫的红色花朵

阳光明媚的早晨，朱有德早早就起床到园子里浇花了。园中的花争奇斗艳、茂盛繁密，不过这些花草可并不仅仅是用来观赏的，这些可都是朱有德最宝贝的药材呢！

小神农今天也起了个大早，他洗漱完毕就跑到园子里帮师傅浇花。正当他像一只勤劳的小蜜蜂一样在花丛中间忙活的时候，目光却突然被不远处那一簇艳丽的小红花吸引住了。

"师傅，这是什么花？怎么开得这么好看！"小神农望着那片红艳艳的花朵，不禁问道，"我好像在哪里见过这种花……啊！我想起来了，师傅，这个是不是秋海棠？"

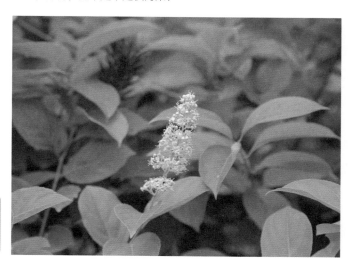

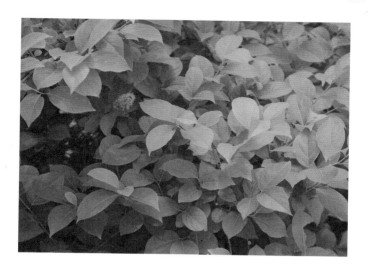

　　朱有德摇了摇头，他脸上挂着温和的笑容，对小神农说道："你只答对了一半，它的确是海棠花，不过它不是秋海棠，而是昆明山海棠。"

　　"昆明山海棠？"小神农疑惑地问道，他可从来没听说过这种海棠花的名字。

　　"昆明山海棠是藤本灌木植物，它能长到1～4米高，小枝上有4～5棱，除了老枝，枝表都会覆有棕红色毡毛状毛。"

　　朱有德指着昆明山海棠的叶子继续讲解道："你再看它的树叶，叶薄，革质，有长方卵形的，也有阔椭圆形的，还有窄卵形，大小不一，但长度都不会超过11厘米。叶片的边缘有极浅的疏锯齿，叶面具5～7对明显的叶脉。"

　　"师傅，它的叶子上好像还有灰白色的粉状物。"小神农仔细地观察着叶片。

"是的，这绿色的叶面上偶尔会有厚粉覆盖，叶背上常有白色或灰白色的粉状物，叶柄上还覆有棕红色密生的短毛。"朱有德说。

小神农继续问道，"那么，秋海棠的花和昆明山海棠的花又有什么不同呢？"

朱有德耐心地解释："秋海棠是多年生草本植物，它的花形更像是蝴蝶那一对圆圆的翅膀。而昆明山海棠则生圆锥聚伞状花序，萼片呈卵圆形，花瓣为长圆形或窄卵形。花盘微4裂，生于小枝上部，呈蝎尾状多次分枝，生在顶端的最大，生在侧边的则较小。如果你仔细观察，还能看到花序梗、分枝和小花梗、苞片上均覆盖了锈色毛。"

朱有德指着一朵花，继续说道，"你瞧，昆明山海棠的雄蕊是生长在近边缘处的，花朵的花丝纤长，花药侧裂，花柱柱头膨大。这个长方形的是它的翅果，其果翅宽大，先端平截，内凹，基部呈心形。"

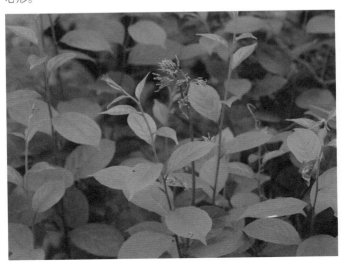

小神农点点头，表示自己听明白了："如果我猜得没错的话，这昆明山海棠肯定也有很大的药用功效。"

朱有德说："是的，昆明山海棠味涩、苦，但归肝、脾、肾经，可以内服外敷，治疗半身不遂、月经过多、产后腹痛、出血不止等症，起到祛风除湿、舒筋接骨、活血止血、解毒杀虫的功效。同时，它对急性传染性肝炎、慢性肾小球肾炎、骨髓炎、神经性皮炎、疮毒癌肿等病症也有奇效。"

"没想到昆明山海棠竟然有这么大的用处！"

"是的，不过昆明山海棠其实是有毒的植物，它的别名可是叫断肠草呢。"朱有德看着小神农惊讶的表情，继续说道，"昆明山海棠全株有毒，以嫩芽、嫩叶和嫩枝毒性最大，根次之。所以，不可对孕妇使用，小孩及育龄期妇女也要谨慎使用，常人更不能超量服用，否则会导致中毒。"

小神农郑重地点点头，"我记下了，师傅。以后用药时我一定会多加注意，多加小心。"

雷公藤

——通络除湿的水莽草

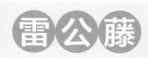

一连好几天，阴雨连绵，让小神农也不禁有些烦闷起来。雨天的路面泥泞不堪，一不小心就会打滑，并且室外看上去昏暗无比，白天就跟傍晚一样，他想上山采药却根本无法辨清一些药草的模样。

这时，朱有德走到了小神农的身边，将避雨用的蓑衣递到了他的眼前，笑呵呵地说道："闷坏了吧？现在正是好时机，咱们到山脚下去采一味药材吧。"

小神农一边高兴地穿戴好蓑衣，一边抬起头问道："师傅，难道咱们今天要采的药喜欢下雨天？"

朱有德点点头："是的，咱们今天要采摘的药材名叫雷公藤，它

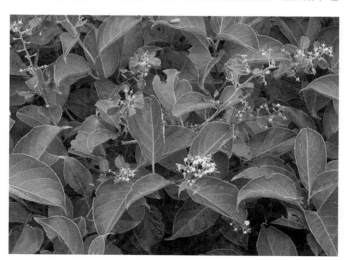

又叫水莽草，就喜欢长在湿润、温暖、雨水充沛的地方。"

"雷公藤，这名字听上去好像灌木植物。"小神农跟着师傅一起走进了雨中。

外面淅淅沥沥地下着小雨，虽然隔着啪嗒啪嗒落的雨声，但朱有德的声音依旧清晰洪亮："你猜得没错，雷公藤就是藤本灌木植物，它高1～3米，小枝为棕红色，上面有4～6条细棱，被密毛及细密皮孔。"

"那雷公藤的叶子是什么样子的呢？"小神农追问道。

朱有德大声地回答："它的叶子有椭圆形的，有倒卵椭圆形的，有长方椭圆形的，还有卵形的，样式不一，但长度都在4～7厘米。叶片先端急尖或短渐尖，边缘有细锯齿和4～7对侧脉。"

师徒俩很快就走到了山脚下，朱有德指着前面一簇植物说道："你瞧，这就是雷公藤。"

小神农看了看，疑惑地问道："咦？这上面一团一团的白色东西是雷公藤开的花吗？"

朱有德回答说："是的，这一簇一簇
的小白花就是雷公藤的花序。它们呈圆
锥聚伞状，通常有3～5个分枝，花序、
分枝及小花梗均被锈色毛。"

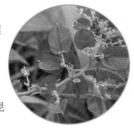

小神农又问道："就跟之前学到的昆
明山海棠一样吗？"

"是的，不过雷公藤的花萼萼片先端急尖，花瓣呈长方卵形，边
缘微蚀，其花盘分为5裂，雄蕊就插生在花盘外缘。"朱有德说。

"那雷公藤有什么药用功效呢？"小神农知道，接下来的才是重点。

朱有德慢慢说来："雷公藤是传统的中药材，其性寒，味苦，但
具有良好的清热解毒、舒筋活血和祛风通络的功效，适用于类风湿关
节炎、肾小球肾炎、红斑狼疮等病症。此外，根据《畲医药》中所记

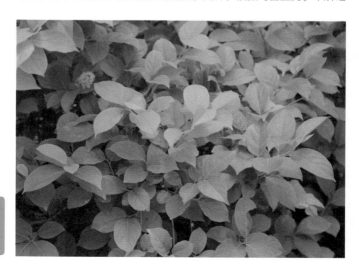

雷公藤

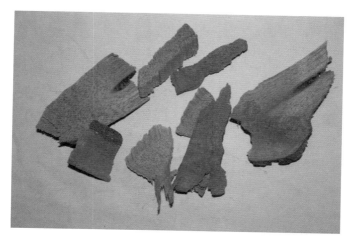

载的，雷公藤的根心还可'治关节炎、坐骨神经痛、麻风神经痛和手指瘭疽'，所以说雷公藤的药用价值可是很大的。"

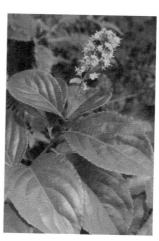

"除了内服，雷公藤能用来外敷吗？"小神农看着师傅，认真地问道。

朱有德轻轻地摸了摸小神农的脑袋，说："你这个问题问得非常好。《滇省志》中说过，'雷公藤根可外用于烧伤、皮肤发痒、腰带疮等病症'，所以雷公藤是可以外敷的。"

看着徒弟认真学习的样子，朱有德不禁露出欣慰的笑容。

雷公藤

无患子

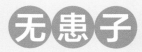

——消积杀虫的种子

　　午后温暖的阳光洒满大地，照得涓涓流动的小河上闪烁着金澄澄的光。林子里的鸟儿们吃饱了肚子，这会儿也悠哉地歇在各自的窝里。

　　静谧的小道上只剩下轻轻的脚步声，一老一少背着小竹篓，正缓缓地走过来。他们正是上山采药的朱有德师徒。

　　"师傅，咱们赶了这么久的路，能不能停下来休息一会儿？"小神农抹了抹头上的汗，忍不住问道。

　　"那我们就在前面的树下坐会儿吧。"

　　朱有德笑着走到前面的树下。小神农就和师傅坐在一起，他一

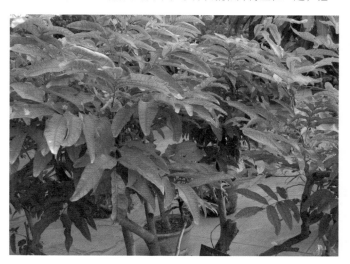

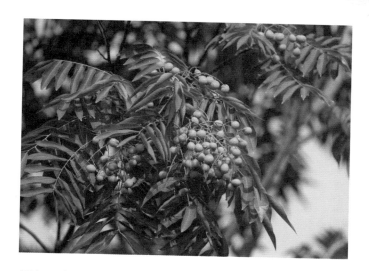

低头，正好看见树下的地面上有许多青色的小果实，个头就跟黄豆一般大。小神农连忙捡起一颗，高兴地对朱有德说："师傅，师傅，您瞧，我找到了果子！"

说完，小神农直接将果子放到了嘴里。他一口咬下去，又连忙吐了出来。

"呸呸呸！这果子是没有熟吗？怎么会这么苦！"小神农皱着眉头问。

朱有德看着自己可爱的小徒弟，不禁笑了起来："傻孩子，这可不是随便拿来吃的果子。它叫无患子，在中药里可是个宝贝呢。"

"我还以为是地里长了果子呢。"小神农可惜地说道。

朱有德又笑了笑："无患子可不是从地里长出来的，你瞧瞧我们身后这棵树，这就是无患子。它属于落叶大乔木，树皮通常是灰褐色或者黑褐色的，树叶呈单回羽状复叶，叶轴看上去稍稍有点扁。

无患子

树的叶片较薄，有长椭圆形的，有披针形的，也有廉形的，叶片的顶端短而尖，很好辨认。你刚才吃掉的小果子就是无患子结出来的果实。"

小神农点点头："原来是这样。"

"不过它真正的药用价值不在果肉里，而是在种子里。通常人们会去除果肉、杂质，留下种子晒干。晒干后的种子会变得坚硬，整个呈黑色的球形，大约有14毫米长。种子外表光滑，如果仔细看的话还能看到呈线形的种脐，在种脐周围有白色的茸毛。"朱有德解释说。

小神农仔细地听完师傅的讲解，又问道："师傅，您曾说过，有的植物虽然药用价值很大，但本身却是有毒的。这无患子有毒吗？我刚才直接塞进嘴里会不会中毒呀？"

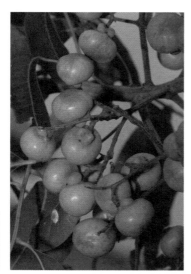

朱有德摸了摸他的小脑袋，说："别担心，据《本经逢原》里记载，无患子味苦，性平，但本身是无毒的。"

小神农舒了一口气，又接着问："那无患子又有什么用途呢？记得师傅常说良药苦口，这无患子的果实这么苦，我想它肯定有很好的治病功效。"

朱有德点点头，"它的用处可大呢，它不仅能消积杀虫，清热去毒，还能缓解咽喉肿痛，达到祛痰镇咳的作用。

无患子

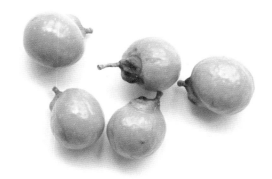

我们之前在镇上碰到的那位患了白喉症的人，就可以用无患子为他治病。要是熬煮成膏药涂抹，还能消肿祛风，拔除毒气。"

"我都记住了，师傅。时候也不早了，咱们继续赶路吧！"小神农扶起师傅，师徒俩便继续上路了。

狗脊贯众 ——杀虫散瘀的良药

一天傍晚，朱有德师徒二人吃完饭便到园子里准备修整自家种的花木药草。

整个园子可以说是朱有德的心血，哪怕是沟里一株不起眼的小草都是用来治病的宝贵药材，所以浇花除草这几项工作几乎是朱有德师徒二人每天必须要做的事情。

小神农蹲在地上，一边拔除野草，一边细心观察其他药草。他拔着拔着，忽然兴冲冲地扭过头冲朱有德喊道："师傅！您看，是含羞草！"

朱有德走过去一看，笑着摇了摇头："这可不是含羞草，这是狗脊贯众。"

小神农一愣，伸手摸了摸那株生有羽毛一样叶子的草，叶子果然

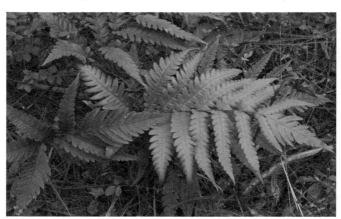

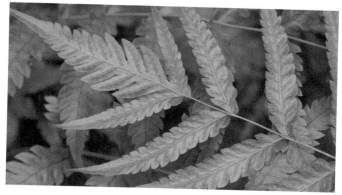

没有合拢。

朱有德也摸了摸这株草，说："以前也有不少人将狗脊贯众认作含羞草，但其实这两者是很好辨别的。狗脊贯众是多年生草本植物，它能长到65～90厘米高，从个头上来讲就比含羞草高了许多。它整体呈长圆柱形，有的是挺直的，有的是微微弯曲的，表面呈红棕色或黑褐色。"

小神农点点头，认真地听师傅继续往下说：

"你再看它的根茎，明显就比含羞草的根茎粗壮许多，且密被棕色的披针形鳞片。其叶柄基部近似半圆柱形，似镰刀一般弯曲，背面就像肋骨一样，下端膨大。"

"我其实是因为看到它的叶子与含羞草的叶子模样相似，这才认错了。"小神农不好意思地挠了挠头。

朱有德抚了抚胡须，说："的确，从叶子的外形上来看，狗脊贯众与含羞草是有些相似的，且都是簇生的。不过狗脊贯众的叶柄是褐色的，上面覆有多数鳞片。其叶片为厚纸质，呈矩圆形，羽轴下部也覆有小鳞片。裂片多为三角形或三角状的矩圆形，叶脉呈网状，先端

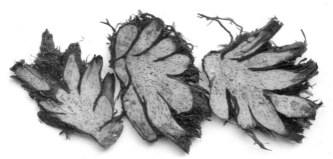

尖，有微锯齿。"

小神农看着狗脊贯众，忽然拍手说道："呀！我记起来了，我曾在师傅给我的那本《本草图经》中看到过对狗脊贯众的记载。书中说狗脊贯众'根黑色，长三四寸，两指许大，苗尖细碎，青色，高一尺以来，无花，其茎叶似贯众而细，其根长而多歧，似狗脊骨，故以名之'。"

朱有德一边捋着胡须，一边开怀笑着说："很好，很好，师傅没有白教你。不过你还落下了一句，就是'其肉青绿，春、秋采根暴干用'。"

"师傅，采根暴干是指取根茎晒干吗？"

"是的，狗脊贯众的功效都在根茎，所以通常要削去地上的部分，将根茎晒干后方可使用。"

小神农问道："那狗脊贯众究竟有什么功效呢？"

"狗脊贯众虽味苦，性凉，但却是清热解毒、杀虫散瘀的良药，针对虫积腹痛、疮痈肿毒、便血、血崩等病症都有奇效。"

小神农想了想，又问道，"狗脊贯众能清热解毒，那么它也能治疗风热感冒，我说得对吗？师傅。"

没想到小神农竟然能根据以往所学的知识举一反三，朱有德不禁笑着拍了拍他的肩膀，赞叹道："你说得没错，狗脊贯众对感冒病症的确有很好的疗效。我可真是收了个好徒弟啊！"

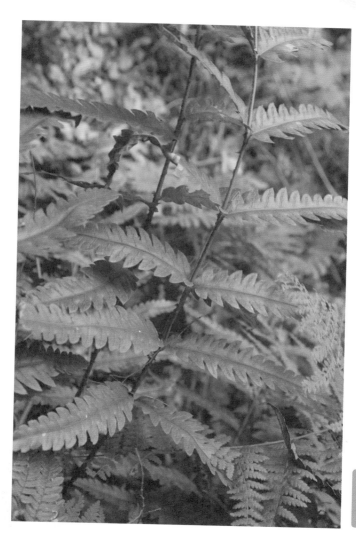

马先蒿

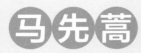

——收涩驱虫、破五淋的草本植物

一天，朱有德领着小神农到东边山上的坡地采药。坡地路面不平，太阳热辣辣的就像是一个巨大的火炉，晒得师徒二人满头大汗。

小神农紧紧地跟在师傅身后，一边伸手擦了擦额头的汗，一边问道："师傅，咱们今天是要采什么药材呢？"

朱有德却没有直接告诉小神农答案，而是问道："师傅曾经告诉过你，有一种多年生的草本植物，它喜欢肥厚的土壤和充足的阳光，经常长在向东的坡地上。现在你能想起是什么植物吗？"

小神农想了想，问道："师傅，我一下子想不起来，您能再给我一些提示吗？"

朱有德笑着说："这种植物是直立生长的，高30～70厘米。它

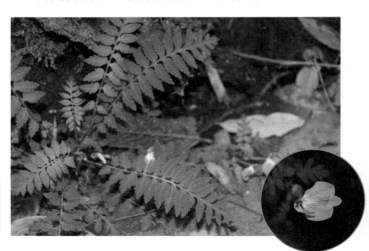

马先蒿

的根呈细长纤维状，多数<u>丛生</u>，茎较为粗壮，但却是中空的，方形有棱。"

"它的叶子是什么样子的呢？"小神农继续追问道。

"它的叶子呈卵形至长圆状披针形，看上去就像羽毛一般，有互生的，也有对生的。它的叶柄较短，叶片不宽，先端渐狭，基部呈广楔形或圆形，边缘有钝圆的重齿。叶面有的被疏毛，有的没有毛。"朱有德仔细地回答道。

"那这种植物会开花吗？"

朱有德点了点头，回答道："会。它的花是单生于茎枝上部的叶腋处的，花萼呈长卵圆形，前面有两处裂齿。它的花冠呈淡紫红色，整体向右扭旋，上唇呈盔状，下唇较大，边缘有毛。雄蕊花丝前面有毛，喙端处能看见伸出的柱头。"

小神农根据师傅描绘的模样思索了片刻，忽然灵机一动，高兴地拍手喊道："我知道是什么了！师傅，是马先蒿！"

朱有德露出满意的笑容："好孩子，你说对了，就是马先蒿。不过，你既然记起了它的名字，还能说出它的功效吗？"

"我当然记得，《本经》中曾记载着，马先蒿主寒热，对中风湿痹、妇女带下等病症有奇效。"

"除此之外呢？"

"此外，《别录》中还记载说，马先蒿能治五癃、破石淋、收涩驱虫，适用于膀胱结气、尿路结石、小便不畅等病症。如果是外用，可以取适量马先蒿根，用水煎煮成汤药，用来清洗患部，这样可以治疗疥疮。"小神农回答说。

"回答得不错。"朱有德乐呵呵地拍了拍小神农的肩膀。

"师傅，我已经记起马先蒿的模样了，现在我就去采一些回来！"说完，小神农就蹦蹦跳跳地跑开了。

马先蒿

干漆

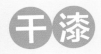

——可破瘀杀虫的"丑"药材

这天，小神农为了能早点出门采药而特地起了个大早，他欢快地跑到园子里，却看见师傅坐在一口黑锅前，正在将手里的东西逐个敲成小块。

师傅这是在做什么呢？小神农想了想，便往前凑着看。只见师傅将那些小块放入黑锅中，先在锅的上面覆上一个口径较小的锅，在小锅中贴上纸，再沿着两锅的接合处抹上黄泥加固。接着师傅一边煽火加热，一边看着锅中的纸，等到白纸变为焦黄色后才熄了火，在一旁静静等待锅里的东西变凉。

小神农看着师傅身前的那口大黑锅，心里十分好奇，他可从来都

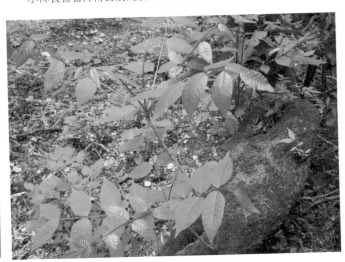

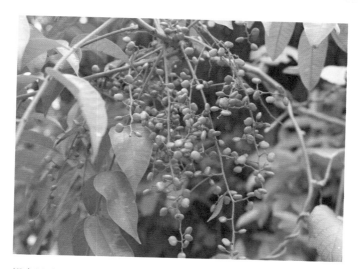

没有见过师傅用这样的法子煎药。不一会儿，师傅就将锅内的东西取出来了。一股特殊的臭味顿时扑面而来，小神农连忙捂住鼻子。

只见师傅手里拿着几块呈不规则形状的黑褐色块状物，它表面粗糙，有些地方呈颗粒状，有些地方像蜂窝一样满是细小的洞。师傅用力掰了掰，竟然也没有掰断，可见那黑乎乎的东西质地较为坚硬，不易折断。

"师傅，这是什么东西呀？怎么会这么臭？"小神农皱着眉头问道。

"你以前没见过这种药材，这叫干漆，是漆树的树脂经加工后的干燥品。"师傅笑呵呵地回答说。

"这个干漆也是药材吗？"小神农盯着师傅手里的干漆，忍不住想，这个黑乎乎的东西也是药材？他可从来没见过模样这么奇怪的药材。

朱有德笑着说："干漆当然是药材，并且还是药用价值极高的药材！它性温味辛，能入肝、脾经，具有破瘀通经、消积杀虫的功效，适用于症瘕积聚、瘀血经闭以及虫积腹痛等病症。"

小神农惊讶地瞪大了双眼，这团黑乎乎的东西竟然有这么大的作用！

朱有德意味深长地开口："古人常说'人不可貌相'，这句话也适合用在干漆的身上。你别看它模样生得丑陋，《圣济总录》中记载着，如果碰上喉痹欲绝且不能施针药的病者，用干漆烧烟，以筒吸之便可治病。"

"原来是这样，那么师傅您煎药为什么不加水呢？"小神农追问道。

"我刚才并不是在煎药，《日华子本草》中说'干漆入药须捣碎炒熟，不尔，损人肠胃'。所以我刚才只是将它敲碎炒熟，等到凉了

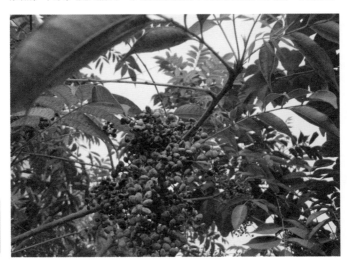

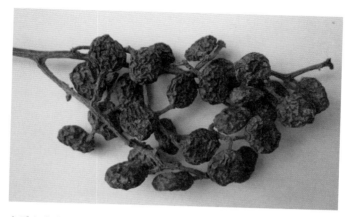

之后取出来，这便是可以入药的干漆了。"朱有德讲解道。

"那怎样才能判断这是好的干漆呢？"小神农琢磨着干漆块，问道。

"干漆遇火会燃烧，生出黑烟，其臭味会更加浓烈。"朱有德摊开手，让小神农看得更仔细些，"你瞧，我手里的这块干漆是一个整块，颜色接近黑色，质地坚硬，且漆臭味重，这便是好的干漆了。"

"我看明白了，师傅。"小神农点点头。

"既然你都记下了，时候也不早了，咱们赶紧去吃早饭吧，一会儿就上山采药了。"

"好咧！"小神农一听，连忙高兴地跑进屋里去了。

干漆

仙鹤草 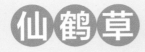——补虚消积、更善止血的神奇草药

　　乌云将整片天空笼罩起来，不一会儿就嘀嗒嘀嗒下起了小雨。小神农望着外面积了雨水的泥泞小路，想着今天肯定是不能上山采药了，心里不禁有些郁闷。

　　朱有德看着愁眉苦脸的徒弟，拈着胡须笑着对小神农说："既然今天不能出去采药，不如师傅给你讲个故事吧？"

　　小神农一听，顿时精神起来："好呀！师傅您快讲！"

　　于是朱有德便认真地讲了起来："从前，有一个叫做鹦鹉洲的地方，那里住着一位医术高深的老人。一天，一只满身是血的黄鹤落在了老人跟前，老人便从山林里采了一种叶子像羽毛一样的野草为它治疗。"

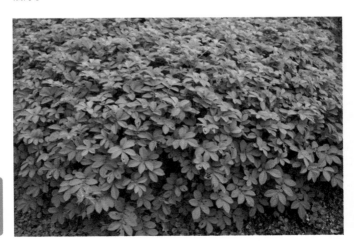

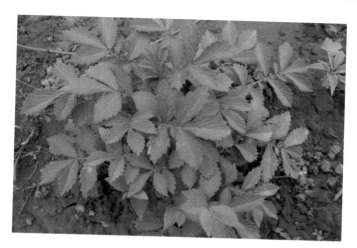

"叶子像羽毛一样的野草？"小神农想了想，印象里似乎有好几种药草的叶子都像羽毛一样。

"是的，那是一种多年生的草本植物，植株高约1米，上面长着白色的长毛。它的根茎较短，生有根芽，茎是直立的，上面覆有柔毛和腺毛。它的叶子就像羽毛一样，呈卵圆形至倒卵圆形，边缘有锯齿，两面均覆有柔毛，为复叶互生，间隔排列。"朱有德描述道。

小神农听了若有所思，他似乎对师傅描述的这种药草有些印象。

朱有德继续说："老人将草药洒抹在黄鹤的伤口上，不一会儿血就止住了，等过了几天后，黄鹤就康复了。"

"这种药草竟然这么神奇，一下子就把血止住了！"小神农惊讶地说。

朱有德抚了抚胡须，故作神秘地说："当然，中医药学认为，这种药草性味苦涩而平，具有收敛止血的功效，所以，无论是哪个部位出血，无论病情是寒是热，是虚是实，这种药草均能用于治疗外

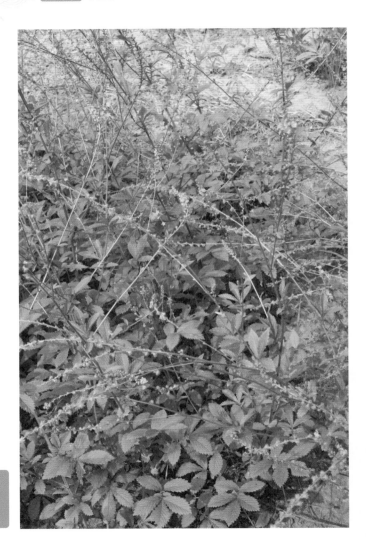

伤出血、咯血、吐血等多种出血症状。
《滇南本草》中也有记载，这种药
草能治妇女月经或前或后、赤白带
下、面寒腹痛以及日久赤白血痢等
病症。"

小神农回想着《滇南本草》中
关于这种药草的记载，他脑海中灵光
一现，忽然就想起了药草的名字。但他
想更进一步确认自己的答案，于是又问道："那
除了收敛止血，这种神奇的药草还有其他的功效吗？"

"当然有，这种药草还具有补虚消积、止痢杀虫、解毒消肿等功
效，适用于脱力劳伤、面色萎黄、泄泻痢疾、疮疖痈肿、蛔虫病、绦
虫病等病症，对滴虫阴道炎、糖尿病、癌肿患者均有治疗作用。"朱
有德回答说。

"我知道了，师傅，这种药草的花通常有5片黄色的花瓣，花萼
为倒圆锥形。当果实成熟时，萼筒就会增厚下垂，这时顶端会有一轮
直立钩刺，外有较深纵沟，看上去就像仙鹤的头，所以这种药草被人
们称为仙鹤草。"小神农说。

听到小神农的回答，朱有德既惊讶又欣慰，没想到自己的徒弟竟
然这么聪明："你是怎么知道这种药草叫做仙鹤草的？我记得我以前
从来没给你讲过关于仙鹤草的知识。"

小神农认真地说："我在师傅的书里曾经看到过仙鹤草。您常说
多读书，长见识，这不，尽管我没有见过仙鹤草，但师傅您一说它的
功效和外观我就知道了。所以，要多看书，勤看书，这样才能学到更
多的知识。"

朱有德捋着胡须点点头，脸上满是欣慰的笑容。

仙鹤草

桃 ——驱风清热又可食的"药材"

"师傅！师傅！咱们园子里的桃子熟啦！"一大早，小神农就兴冲冲地拉着朱有德到园子里去看桃树。果然，那一棵棵绿油油的桃树上挂满了红通通的桃子。小神农嘴馋得要命，迫不及待地伸手就想去摘桃子，却被朱有德拦下了。

朱有德轻轻地晃了晃头，笑着说："要想吃桃子，就必须先回答师傅的几个问题。如果你答对了，师傅就让你摘桃子。"

小神农收回手，心想师傅肯定是要趁机考一考自己，于是便挺起胸脯自信地说道："师傅，您就尽管问吧！"

朱有德指着桃树说："那么你就先说一说这桃树的形态特

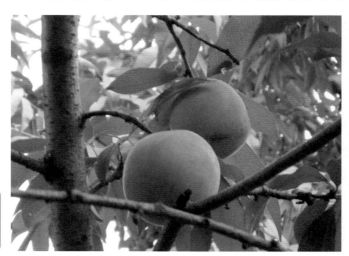

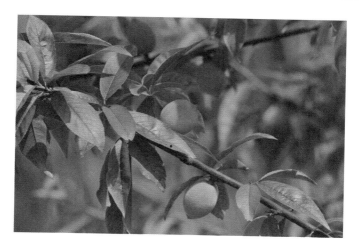

征吧。"

小神农认真地观察着面前的桃树，然后回答道："桃树是一种乔木，能长3~8米高，树皮为暗红褐色，并且随着年龄的增长，树皮会出现裂缝。桃树的树冠宽广而平展，树上的小枝细长有光泽，颜色为绿色，但向阳处会转变成红色，且覆有大量的小皮孔。"

朱有德满意地点点头："桃树的叶子是什么形状的呢？"

"桃树的叶子有长圆披针形、椭圆披针形和倒卵状披针形。叶面呈有光泽的暗绿色，先端渐尖，基部为宽楔形，上面没有毛，但有的在脉腋间覆有少量的柔毛。"小神农回答说。

桃

"叶的边缘有锯齿吗？"朱有德问道。

小神农回答道："有，有的是细锯齿，有的是粗锯齿，并且桃叶的叶柄较为粗壮。"

"那么桃花又长什么样子呢？"

"桃花是单生的，每年3~4月开放，它先于叶开放，花梗极短，甚至有的没有花梗。桃花的花瓣为长圆状椭圆形至宽倒卵形，呈粉红色，也有白色的，但比较少见。花萼的萼片为卵形至长圆形，萼筒为钟形，呈绿色并附有红色的斑点。"

"回答得很好。"朱有德笑着点点头，"不过现在还不是得意的时候，接下来我可要考考你桃叶和桃花的功效了。"

小神农仿佛早就知道师傅会问到功效的问题，他胸有成竹地回答说："桃叶味苦，性平，归脾、肾经。据《本草图经》中记载'桃叶多用作汤导药，标嫩者名桃心，尤胜'。所以可将桃叶煎汤服用，能祛风清热、收涩杀虫，治疗伤寒时气、风痹无汗、霍乱腹痛、便秘、

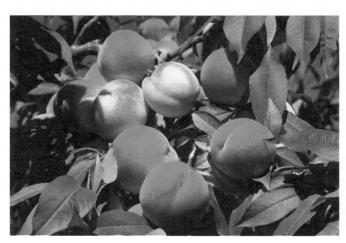

积虫等病症。此外，据《中华本草》中记载，桃叶还能外敷，用来治疗湿疹、疮疡、癣疮、慢性荨麻疹、阴道毛滴虫等疾病。"

朱有德继续问道，"那桃花又有什么功效呢？"

"桃花味甘，性微温，具有活血悦肤、峻下利尿、化瘀止痛的功效，可治疗水肿肢气、痰饮积滞、二便不利等症状。"

"那是不是所有人都可以使用桃花来医治这些症状呢？"

小神农自信地回答："当然不是啦，桃花为峻下破血之药，孕妇以及月经量过多的女性不宜服用。"

"我的好徒弟，你全答对了。"朱有德乐呵呵地从树上摘了一个桃子递给小神农。

小神农喜滋滋地接过桃子，也顾不上用清水洗一洗，就直接咬了一口，"真甜！"小神农笑眯眯地说道。

野樱桃 ——止痢收涩的木半夏

炎炎夏日，太阳将大地烤得滚烫。朱有德师徒二人戴着草帽，顺着山脚下的小径一路往山上走去。

山路崎岖，很是难走，小神农热得满身是汗，就像是从水里捞出来的一样，但他依然坚定地跟在师傅的身后，没有抱怨过一句。

过了一会儿，朱有德在几棵红绿相间的树前停了下来。小神农抬起头，只见每株树枝上都挂满了小小的红色果子，果子顺着枝丫连成串，夹在鲜绿的叶子中间，就像是晶莹剔透的琉璃珠子，看上去又可爱又馋人。

小神农很想摘一颗果子尝尝，但他一想起师傅曾经叮嘱过，怕这种好看的果子是有毒的，于是又将手收了回去。

朱有德看出了小神农的犹豫，他笑着拍了拍小神农的小脑袋，说道："傻孩子，放心摘着吃吧。这种植物结出来的果子不仅能吃，还能入药呢。"

小神农一听，立即踮起脚伸手摘了一串。他拈下一颗送到嘴里，轻轻一咬，满嘴都是果子的香甜！

"师傅，这是什么树呀，我以前怎么从来没见过呢？"小神农不禁问道。

"你虽然没有见过这棵树，但你在书上一定看到过关于它的知识。你好好想一想，这是一种灌木，最高能长20米左右。它的树皮是灰黑色的，小枝是灰褐色的，但新长出来的嫩枝又是绿色或紫色的。"

"它的小枝上覆有毛吗？"小神农跟随朱有德学习多年，不仅思维越来越敏捷，反应越来越快，就连提问都能很直接地问到关键所在。

朱有德满脸都是欣慰的笑容，回答他："有的覆有稀疏的柔毛，有的没有毛。"

小神农想了想，又仔细地观察着手上刚摘下来的树叶。树叶有的呈卵形，有的呈卵状椭圆形，还有的呈倒卵状椭圆形。叶片的基部为圆形，先端渐尖，边缘有渐尖的锯齿，叶片有7～12对侧脉。

小神农眼前一亮，高兴地对朱有德说，"师傅，这是野樱桃对不对？"

没想到徒弟根据植物的外形特征一下子就猜出了它的名字，朱有德心里不禁为之感到骄傲，他笑着点点头："是的，不过……"

小神农接着说："不过野樱桃其实就是中药木半夏的别名。"

"你说得没错。"朱有德微笑着看着小神农，"那么，除了名称，你知道它的功效有哪些吗？"

"根据医书中所记载的，野樱桃性甘，微涩，归肺、肾经，具有清肺利咽、止咳平喘、活血化瘀、止血止痢、驱虫收涩的功效，可煎汤或捣碎使用，用于治疗哮喘咳嗽、痢疾肿毒、痔疮下血、咽喉肿痛、跌打损伤等病症。"小神农从容地答道。

"全答对了。"朱有德拈着胡须乐呵呵地笑着，看来自己的小徒弟再过不了多久就能"青出于蓝，而胜于蓝"啦！

野樱桃

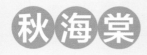 ——除癣驱虫的相思草

又是一个晴朗的下午，小神农正坐在木桌前聚精会神地朗读医书，他念道："秋海棠，别名相思草，为多年生草本植物，其根状茎近球形，茎为直立，约长60厘米，上有纵棱，无毛。其茎叶为互生，叶片呈宽卵形至卵形，上面为褐绿色，常有红晕，下面颜色稍浅，有紫红色。"

秋海棠的叶子可真奇怪，一片叶子上竟然还呈现不同的颜色。想到这里，小神农的眼珠一转，忽然记起自己在师傅的园子里似乎见过这种叶子。他连忙捧着书，一路跑到师傅的园子里，一边对照医书，

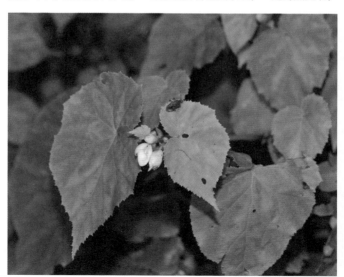

秋海棠

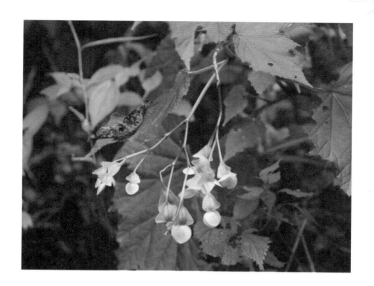

一边寻找秋海棠。

"其托叶为长圆形至披针形膜质。花葶有棱，无毛，花瓣多为粉红色，苞片呈长圆形，先端早落，花药呈倒卵形，蒴果下垂，种子呈长圆形，多为淡褐色。"

小神农一边念，一边对着书仔细观察园子里的植物。他看着看着，忽然看见师傅提着水壶站在栅栏旁的木架前，正在给一盆盆栽浇水。

粉红色的花，褐绿色的叶子，这不正是秋海棠吗？

小神农兴冲冲地跑到朱有德身旁，高兴地说道："师傅，原来这就是秋海棠呀！"

"哦？你竟然认得它？"朱有德有些意外地问道。

小神农捧着书说："我从医书里看到的，没想到这么小小的一盆

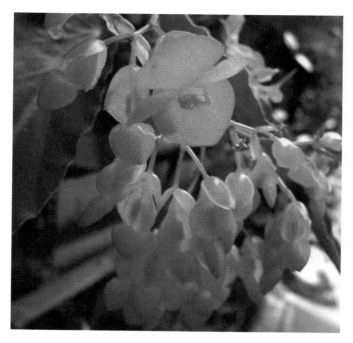

植物，竟然有那么大的药用价值！"

朱有德一边给盆栽浇水，一边笑着说："那你说说看，这盆秋海棠究竟有哪些作用？"

"秋海棠全身都是宝，它的花、叶、茎、根均可入药，其味酸涩，性凉，具有凉血止血、调经散瘀、消肿止痛、行气收涩等功效，适用于月经不调、咯血崩漏、痢疾溃疡等病症。"

"除了内服，秋海棠还能外用吗？"

小神农回答说："能。据《百草镜》中记载，将秋海棠加以研磨，外敷在伤患处，可除癣驱虫；此外，《分类草药性》中也提到，秋海棠外用可治跌打损伤，起到镇痉止痛、消肿化瘀的作用。"

朱有德故意说道："原来秋海棠有这么大的作用，看来以后可以大量使用了。"

小神农一听，连忙紧张地说道："不可以！师傅，您难道忘了？秋海棠是有微毒的，过量使用会引起皮肤瘙痒，严重了还会引起上吐下泻、咽喉肿痛、呼吸困难等不良症状！"

看着小神农紧张兮兮的模样，朱有德既开怀又欣慰，他轻轻地抚了抚小神农小小的肩旁，说道："师傅当然记得，不过等到以后师傅老了，说不定就会忘记了，到时候你可一定要记得提醒师傅呀。"

"师傅才不会老呢。"小神农小声地嘟囔一声，又继续认真地看书了。

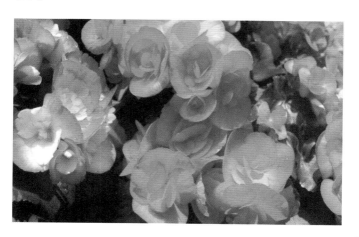

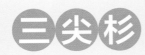

三尖杉 ——蛔虫、钩虫的克星

对于小神农而言，上山采药就像是寻找宝藏一样，他几乎每次都会有新的发现。可是今天，小神农跟着师傅几乎走遍了半座山都没有发现新的药草。他满头大汗，又累又饿，正好瞧见前面地上有一些散落的青色果子，他急忙跑过去捡起一些，然后兴冲冲地对朱有德喊道："师傅！瞧我发现了什么？橄榄果！咱们可以填填肚子啦！"

朱有德赶紧上前拦住他，连连摆手说道："傻徒儿，你仔细瞧瞧，这真的是橄榄果吗？"

"咦？难道这不是橄榄果吗？"小神农疑惑地看着手里捧着的青色果子。

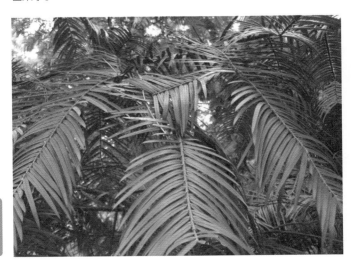

三尖杉

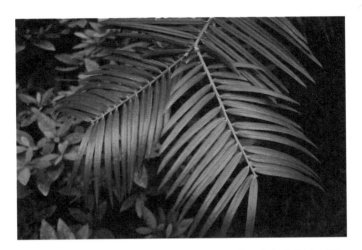

朱有德拿着果子说："你瞧，这些果子虽然现在和橄榄果一样为黄绿色，横切面近圆形，表面没有覆毛。但橄榄果是呈卵圆形至纺锤形，且果萼扁平，萼齿向外弯曲，且果皮较厚。而这些果子却呈椭圆状卵形或近圆球形，而且当它成熟后，果皮也会从黄绿色变为紫色或红色，和橄榄果完全不一样呀。"

"原来是这样。哎呀，都怪我粗心大意，没有仔细观察，这才把它当成了橄榄果。"小神农不免有些懊恼，但还是忍不住追问道："师傅，那这究竟是什么果子呢？"

"你看看咱们面前的这棵树，它叫做三尖杉，你手里拿着的这些'果子'就是它结出来的种子。"朱有德说。

"三尖杉？"小神农抬起头，仔细地望着面前这棵叫做三尖杉的高大的乔木。

它大约有20米高，树皮呈红褐色裂成片状，其胸径约有40厘米，看上去较为粗壮，但枝条又较为细长，还稍稍有些下垂。整棵树

三尖杉

的树冠又广又圆，叶子排成两列，为披针状条形。叶子的上部渐窄，先端有渐尖的长尖头，基部为楔形或宽楔形，中间隆起，整体稍稍有些弯曲。叶面上部为深绿色，下部有带白色的气孔。

小神农叹了一口气，"唉，我还以为找到吃的了。既然这个种子不能吃就扔了吧，今天可是一点儿收获都没有。"

"傻孩子，谁说咱们今天没有收获的？你手里捧着的这些种子可是珍贵的药材呢！"朱有德笑着说。

"什么？师傅，您是说这些种子就是药材？"小神农吃惊地问道。

朱有德回答说："是的，三尖杉全身都是宝。它的枝叶味苦、涩，性寒，是抗癌的珍贵药材，适用于恶性淋巴瘤、白血病、肺癌、胃癌、食管癌、直肠癌等癌症疾病。它的根味苦、涩，性平，不仅具有抗癌的功效，还能起到活血止痛的作用，可用来治疗跌打损伤。"

"那它的种子呢？"

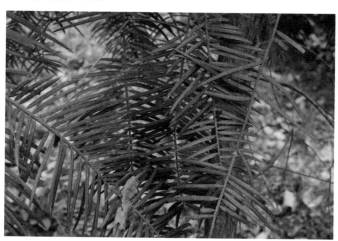

三尖杉

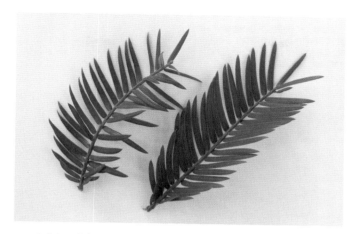

　　"《畲医药》中提到，三尖杉的种子味甘、涩，性平，具有消积驱虫、润肺止咳的功效，可用于治疗肺燥咳嗽、食积腹胀、疳积虫积等病症，适用于蛔虫病、钩虫病等。"朱有德说。

　　"没想到我随手捡起的'果子'竟然具有这么大的药用价值。"小神农看着手里的三尖杉种子，不由惊叹。

　　"是的，中医药学界无奇不有，一些小不起眼的植物都有可能是宝贵的药材。"朱有德说。

　　小神农点点头，将三尖杉的种子放进身后的竹篓里，又跟着师傅一起采了些枝叶，这才收获满满地下山了。

野胡萝卜 ——镇痛杀虫的"小胡萝卜"

一天，朱有德要到镇上去给人看诊，便让小神农自己到山脚下去寻找一种叫做"野胡萝卜"的药材。

小神农一听，野胡萝卜？那不就是野生的胡萝卜吗？他想，野生的跟自家种的模样肯定是差不多的。所以，小神农风风火火地背着竹篓跑出门了，连师傅后面说了什么都没有听清。

到了傍晚，朱有德从镇上看诊回来，一进家门就看见正坐在桌前，一脸懊恼地叹着气的小神农。

见师傅回来了，小神农忍不住嘟囔道："师傅，山脚下根本没有野胡萝卜。"

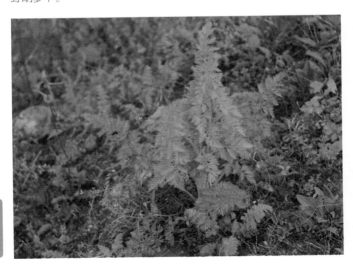

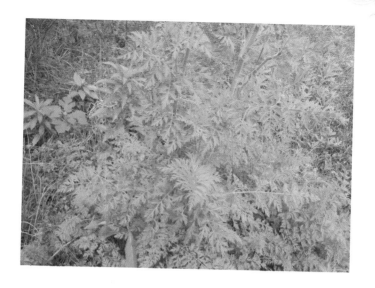

朱有德笑了起来，问道："你知道野胡萝卜长什么样子吗？"

小神农撇嘴："不就是红色的萝卜吗？我们可是经常吃胡萝卜的，我怎么会不认得它呢？"

"傻孩子，学医最忌讳的就是妄下定论。要知道，有些药材的名字可能只有一个字的区别，听上去很像同一种药材，但其形状特点与功效作用却是完全不一样的。何况你现在所认识的中药连一成都没有，怎么能轻易就说野胡萝卜与我们平时吃的胡萝卜一个样呢？"朱有德说。

小神农听了师傅的教诲连连点头，他也意识到了自己的错误，便认真地问道："那野胡萝卜究竟长什么样子呢？"

朱有德回答道："野胡萝卜又叫鹤虱草，是二年生草本，高15～120厘米。它的茎是单生的，上面覆有白色的粗硬毛。基生叶为薄膜质，呈长圆形，2～3回羽状全裂，末端裂片呈线形或披针形，顶端有小尖头，有的是光滑的，有的被粗硬毛。"

"那它的花是什么样子的呢？"小神农好奇地问。

"它的花通常为白色，也有淡红色的。花柄长短不一，长3～10毫米。"朱有德说，"其实，野胡萝卜跟胡萝卜的区别在于果实，胡萝卜的根为肉质，呈粗肥的长圆锥形，整体为红色或黄色。而野萝卜的果实为圆卵形，长3～4毫米，宽2毫米左右，棱上还有白色的刺毛。"

"原来是这样，难怪我怎么找也找不到野胡萝卜。"小神农说。

"当然，这些只是外形上的区别，野胡萝卜与胡萝卜最大的本质的区别还是在于药性。野胡萝卜味苦，性平，归脾、胃、大肠经，能杀虫消积、镇痛消肿，主要用来治疗蛔虫病、蛲虫病。《本草纲目》中还有记载，将野胡萝卜搓成丸放到齿间，还能治疗牙痛。此外，胡

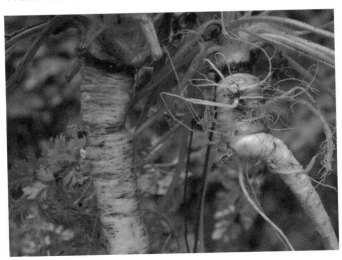

野胡萝卜

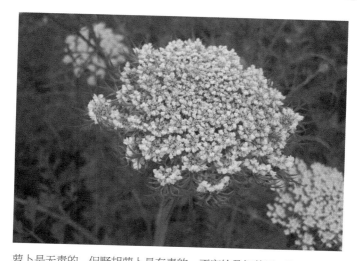

萝卜是无毒的，但野胡萝卜是有毒的，不宜给孕妇使用。"

"师傅，这下我记住了，我到山脚下再去找找看野胡萝卜。"小神农说完便跑出门了，这次听了师傅的讲解，他肯定不会再找错了。

野胡萝卜

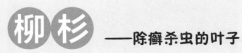

柳杉
——除癣杀虫的叶子

　　一连好几天，小神农都没有出门采药。因为师傅生病了，他的身上长了许多癣疮，瘙痒难耐，但又不能伸手去抓。看着师傅十分难受的样子，小神农的心里也非常不好受。

　　"师傅，您是不是很不舒服？"小神农担忧地问道。

　　"没事，师傅只是长了癣疮，过几天就好了。"朱有德说。

　　小神农想了想，说道："要不我到山脚下去瞧瞧有什么中药能治疗癣疮？"

　　朱有德心想，这正是一个锻炼小神农的机会，便说道："也好，你就去帮师傅采点柳杉叶回来吧。"

　　"柳杉叶？"

　　"就是柳杉树的叶子，它能有效地治疗癣疮。"

　　"那柳杉长什么样子呢？"

　　"柳杉又叫长叶孔雀松，是一种乔木，其胸径可达2米。"

　　小神农高兴地说："柳杉这么粗壮，那肯定很好找了。"

　　朱有德点点头："是的，的确是比一些矮小的药草要容易找到，但是你也千万不能因此就掉以轻心。柳杉的树冠呈狭圆锥形或圆锥形，树皮为红棕色的，裂成长条片状。树的大枝近轮生，有的是平展的，有的是斜展的。树的小枝是绿色的，又细又长，向下垂落。小枝的中部长有长长的叶子，略向内弯曲，四边有约1厘米长的气孔线。这些性状特点，你一定要牢牢地记在心里，这样才不会找错。"

　　"我记住了，师傅。但是如果山脚下没有柳杉，我该去哪儿找呢？"小神农问道。

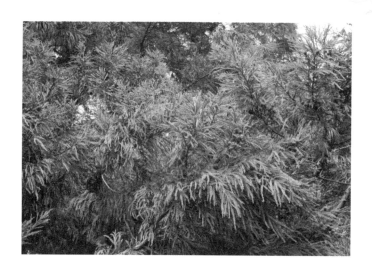

　　"柳杉喜欢温暖湿润的山区气候，常生长于深厚肥沃的沙质壤土中。你如果在山脚下没有找到，就到附近的山谷、溪边或是山坡林中瞧一瞧。"

　　"我知道了，师傅，我现在就去。"小神农说完就背着竹篓出门了。

　　他在山脚下仔细地找了很久都没有找到师傅说的柳杉，于是他又往山谷里走去，果然，循着脚下肥沃的土壤，小神农很快就找到了柳杉。但他并没有急着采摘叶子，而是一边回想师傅描述的柳杉的外貌，一边细心观察，等到确定这是他要寻找的柳杉之后，这才开始动手采摘。

　　回到家里后，小神农连忙将柳杉叶递给朱有德，问道："师傅，您瞧，这是柳杉叶吗？"

　　朱有德看一眼，高兴地点头，说："是的，就是它了。你去将它

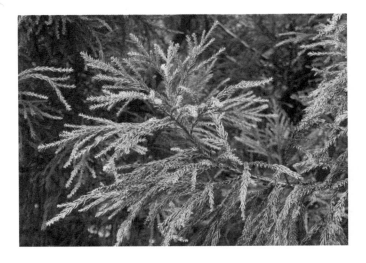

捣碎，敷在我的患处就行了。"

　　小神农照着师傅说的一边捣药，一边问道："师傅，这柳杉的树叶真的能治好您的癣疮吗？"

　　朱有德笑了笑，"当然啦，你可不要以为柳杉只是一棵用来观赏的乔木。它的叶子可是具有解毒杀虫、止痒除癣的功效，取适量叶子捣碎外敷，或煎水清洗患处，能有效治疗痛疽疮毒、烫伤以及鹅掌

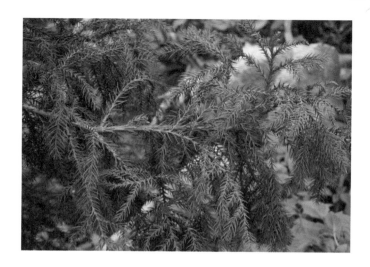

风。这些知识，你在医书中都能看到。"

　　小神农点点头，将捣好的柳杉叶敷在师傅的患处，果然，不一会儿就止痒了。

　　"没想到一片树叶都能有这么大的用途，我一会儿再去多采一些回来。"小神农说道。

柳杉

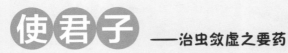

使君子
——治虫敛虚之要药

　　大雨过后，阳光洒向大地，整座山林里都透着清新的气息，令刚进山采药的朱有德师徒二人不禁倍感清爽舒适。

　　"师傅，今天咱们要采什么药呀？为什么要进山里采呢？"小神农背着竹篓跟在朱有德身后，一边走一边问道。

　　朱有德笑了起来，"今天要寻找的这一味药材名叫使君子，又叫留求子，它喜欢高温多湿的气候，通常生长在肥沃的沙质壤土上，所以，雨过天晴后来山里寻找它是最合适不过了。"

　　小神农一下子提起精神来，"使君子？这名字听上去可真文雅。"

　　朱有德点点头，接着说："是啊，不过它不光是名字文雅，就连

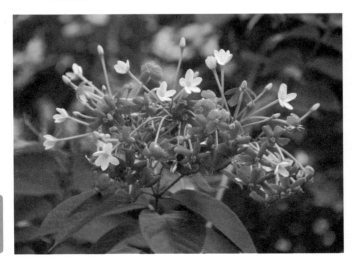

使君子

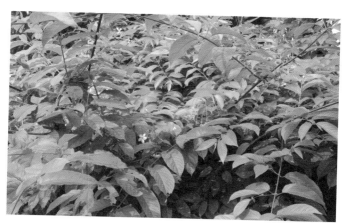

它的模样也长得很文雅。使君子最早记载于《南方草木状》，'形如栀子，棱瓣深而两头尖，似诃黎勒而轻，及半黄已熟，中有肉白色，甘如枣，核大'。其他的医书上也有记载，说'使君子，攀缘状灌木，高2～8米，小枝覆有棕黄色短柔毛，喜光不耐寒'。"

"灌木竟然能长到8米，那使君子的叶子应该非常茂盛吧？"小神农问道。

"你说得没错，使君子的叶子为对生或近对生，叶片为膜质卵形或椭圆形，先端短，逐渐变尖，基部为钝圆形，表面没有毛，但背面有的会覆有稀疏的棕色柔毛，且生有7～8对侧脉。"

"那使君子会开花吗？"小神农又问。

朱有德点头，"当然会，使君子的花生在顶端，为穗状，并组成伞房式花序。花瓣5片，先是白色的，后来会变成淡红色。花的苞片为卵形至线状披针形，上面覆有短毛。萼管长5～9厘米，上面覆有黄色的柔毛，先端有5枚向外弯曲的小型萼齿。"

小神农一边四处寻找使君子，一边继续问道："既然它会开花，那么它会结果吗?"

"傻孩子,这是当然的。使君子的果实整体为卵形,果实上面没有覆毛,但有很明显的5条锐棱角。等到果实成熟的时候,外果皮就会变的又脆又薄,并逐渐变成青黑色或栗色。"

朱有德刚说完,就听见小神农的呼喊声:"师傅!您看,那一簇灌木丛是使君子吗?"

朱有德走过去一看,那果然就是他们要寻找的使君子。

小神农高兴地说:"它的花可真漂亮呀,红白相间,就像一把可爱的小伞一样,我都不忍心摘它了。"

"确实很漂亮,现在是夏天,正是它开花的季节。所以,我们今天的目的只是寻找使君子,并不用采摘。"朱有德说。

小神农惊讶地问道:"为什么不用采摘呢?难道说使君子的花并不是药材吗?"

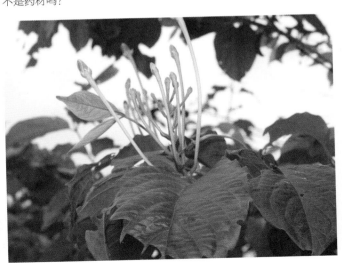

使君子

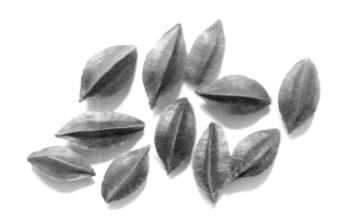

朱有德看着徒弟，满意地说："你真是越来越聪明了。是的，使君子成熟的果实才是我们要寻找的药材。当使君子的果实成熟以后，它的表面会变为棕褐色或黑褐色，并出现多数纵皱纹以及有裂隙的断面。这时，它的果实闻上去也很香甜。"

"那它的果实究竟有什么功效呢？"小神农又问道。

"使君子味甘，性温，归脾、胃经，具有很好的杀虫消积的功效，《本草纲目》中记载'使君子敛虚热而止泻痢，为小儿诸病要药'，所以使君子的果实可用于治疗蛔虫病、蛲虫病、虫积腹痛、小儿疳积等病症。"

小神农听了不禁叹了口气，"唉，可惜现在我们只能看到它的花，摘不到它的果实。"

朱有德笑着说："没关系，等到秋天来临，咱们再来采摘它的果实。"

使
君
子

土荆皮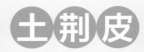

——专治皮肤病的树皮

一天早晨，小神农特地起了个大早，想帮师傅整理一下平时看诊用的药箱，却没想到师傅比他起得还要早，这会儿正在园子里整理药材。

"师傅，您起得可真早，我能帮您做什么吗？"小神农走到朱有德身旁，问道。

"你就帮我把竹篓里的药材拿出来，摊在地上晒干吧。"朱有德笑着说。

小神农连忙走到竹篓旁，往里一瞧，却发现竹篓里只有一些模样

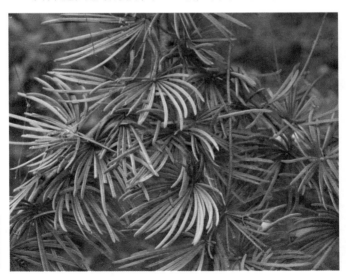

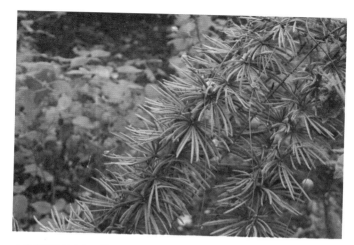

十分难看的树皮。他不禁问道："师傅，这竹篓里没有药材啊，只有一些没用的树皮。"

朱有德摇摇头，严肃地说："难道你忘记我曾经告诫过你的话了吗？即便是非常不起眼的植物，它都有可能是一味珍贵的药材。"

小神农惊讶地说："啊？难道这些树皮是药材？"

朱有德回答说："当然啦，这可不是普通的树皮，它叫土荆皮，是松科植物金钱松的根皮和近根的树皮。我特意一大早到山上去剥的，现在是夏天，正是剥树皮的好时间。"

小神农挠挠头，疑惑地说："可是，我怎么看都觉得这就是普通的树皮呀！"

朱有德走到小神农的身边，从竹

土荆皮

篓里拿出一支根皮，一边递给小神农看，一边说道："你瞧，这是根皮，它呈不规则的长条状，厚2~5毫米，就像人参一样稍稍扭曲、卷起。它的外表是灰黄色的，表皮粗糙，呈鳞片状剥落，剥落处为红棕色，且有皱纹和灰白色的横向的皮孔。"

小神农仔细地观察着师傅手中拿着的土荆皮，它的内表面较为平坦，有细致的纵向纹理，呈黄棕色或红棕色，摸上去质地较为坚韧。而折断面呈裂片状，可以一层一层地剥开。

师傅又拿起一块树皮，继续说："你看，这是树皮，树皮呈板片状，厚约有8毫米，表皮十分粗糙，呈龟裂状。通常来说，外形较大、有纤维质且无栓皮的黄褐色的树皮、根皮是最好的。"

小神农点点头，仔细看来土荆皮的确和普通的树皮不一样。他又追问道："那土荆皮究竟有哪些功效呢？"

朱有德耐心解答："土荆皮味辛，性温，能杀虫，止痒，疗癣。

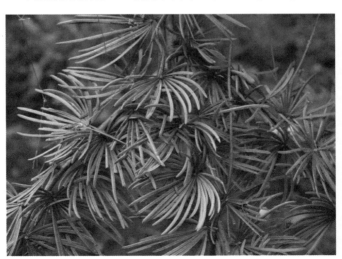

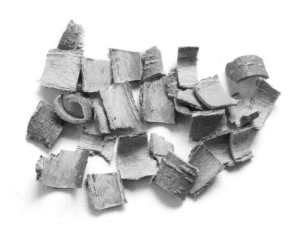

《药材资料汇编》中有记载，可将土荆皮加以研磨，涂抹在患处上，便能治疗治疗癣瘙痒，湿疹和神经性皮炎。"

小神农想了想，又问："如果内服呢？像别的中药一样煎汤吗？"

朱有德摇摇头说："不，土荆皮有毒，所以只宜外用，不能内服。你一定要记住，有些中药是虽然有很大的药用价值，但同时它或许也含有一些毒素，在用药的过程中一定要多加小心。"

"是的，师傅，我记住了。"小神农认真地说道。

松萝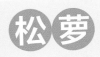
——除虫消肿的寄生草药

这天晌午，朱有德师徒二人到山林的深处去采药。他们俩背着竹篓，手里拄着粗木棍，一边往深处前行，一边向四周察看，看看有没有什么新发现。

很快，师徒二人就来到了一座巨大的高山岩壁前，岩壁上依附生长着一棵粗壮的老树，而老树上竟然又长出了许许多多呈悬垂条丝状的东西。

小神农不禁疑惑地问道："师傅，您看，这棵树的模样真奇怪，树枝上垂着的东西就像海草一样，但又比海草细，我从来没见过长得这么奇怪的树。"

"你再仔细观察看看，你确定那悬垂条丝状的东西是从那棵树上长出来的吗？"朱有德并没有直接告诉小神农答案，而是循循善诱，指引他自己去探索、发现。

小神农听了师傅的话，便聚精会神地仔细观察那棵树，不一会儿，他就有了新发现，"师傅，我发现那些垂下来的东西并不是从树上长出来的，而是依附在树上生长的！"

"没错，这些丝状物叫做松萝，属地衣门松萝科植物。医书中曾记载道：'松萝，东山甚多，生杂树上，而以松上者为真。'的确是这样，松萝通常生于深山的老树枝干或高山岩石上，常依附在针叶树、云杉、冷杉等树的树枝上，尤其喜欢阴湿的环境。"朱有德说。

小神农恍然大悟："原来它的名字叫松萝，这名字和它的外形非常搭配。"

朱有德点头："是啊，你仔细观察。它的枝体为长圆柱形，主枝较粗，基部直径稍细一些，次生分枝有的整齐，有的不整齐，仔细看的话，还能发现少数枝体的末端稍稍有些扁平，或是有棱角。"

"师傅，您说这么多，是不是因为松萝也是一味中药？"小神农调皮地问道。

朱有德笑着刮了刮他的鼻子："真聪明，是的，松萝也是能入药的。将它采摘收集，洗净后切成小段，再放到太阳底下烘烤，等到晒干以后就能入药了。"

"那么松萝能治哪些病呢？"小神农问道。

"松萝味苦，性平，具有清肝化痰、止血生肌、去翳解毒、除虫消肿、降压调经的功效，可用来治疗咳嗽痰多、肝火旺盛、外伤出血、大便下血、白带崩漏、痈肿积虫等病症，适用于高血压、月经不调、角膜云翳等病。"

小神农想了想，问道："既然松萝能止血生肌，消肿去毒，那么它能用来治疗治蛇虎伤、汤火烙伤及顽疮等病症吗？"

看到小神农这么快就能举一反三，朱有德欣慰地点头，回答他："当然能，回去你可以看看《本草纲目拾遗》这本医书，里面有详细的记载。"

小神农点头，这一次出行他又收获了不少新知识呀！

松萝

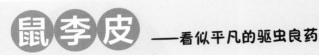

鼠李皮
——看似平凡的驱虫良药

太阳缓缓地从东边升起，给这片大地带来了光明。村子里的人们都开始从睡梦中醒来，每家每户的烟囱飘起了袅袅炊烟。

小神农今天起得晚，不能和师傅出去出诊，只好留守家中。吃完早餐后，小神农发现厨房烧火的柴火只剩下一天的量了。于是，他决定帮师傅分担一部分工作，自己上山捡柴火去。当小神农捡完柴火回到家时，朱有德早已回到家中。"一大早去哪了？篓子里装的是什么东西？"朱有德看了看小神农背后的竹篓问道。

小神农闻言，立刻将竹篓里的东西倒出来，洋洋得意地回答："厨房的柴火快用光了，我去捡柴火了。"

谁知，朱有德却微微一笑，伸手将那堆柴火上一条表面灰黑色的树皮拿起来，说道："看来你这次有个意外收获哦，连鼠李皮都捡回来了。"

小神农看着师傅手上那块树皮，显得有点惊讶："真的吗？这块就是鼠李皮啊，可是看上去好像树皮啊。"

朱有德不厌其烦地解释道："鼠李皮本来就是冻绿的树皮。冻绿是一种落叶灌木，4米高，叶片纸质，呈长椭圆形。每年的4~6月，冻绿会开出黄绿色小花，每朵花有4片花瓣。当然，它也会有果实，5~8月就是它的果期。核果类球状，直径6~8毫米。果实成熟时为黑色，有2个分核。"

小神农认真地听着师傅的话。

朱有德满意地点了点头，继续讲解："我们再看这鼠李皮。瞧，它的外表看上去略显粗糙并有纵横裂纹和小型的皮孔。我们把它的栓

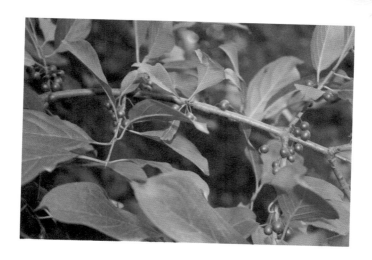

皮除去看看。除去栓皮后的表面是红棕色的。而且鼠李皮的质地比较
脆，很容易折断。"

　　小神农接过那块鼠李皮，仔细端详了一番，又问道："那它有什
么功效呢？它看起来很平凡的样子。"

　　朱有德哈哈大笑道："你别看它长得平凡无奇，它入药是很有效
的。《唐本草》中说过，鼠李皮主诸疮寒热，毒痹。此外，它具有消
积驱虫的功效，想要驱蛔虫还得靠它呢。"

　　小神农惊讶地看着手上的树皮说："原来它有这么好的功效呀，
看来我还要加把劲，认识多一点药材才可以，差点我就把它当柴烧
了。"朱有德听了小神农的话，倍感欣慰。

朱砂莲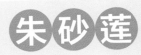
——强力收涩的不规则根状药材

今天，小神农十分高兴地准备着出行的工具。为什么他会这么高兴呢？原来呀，新一次的集市又要开始了。只见小神农把今天要带的东西都放进他的小包里面，然后走到他师傅的门前敲门："师傅，我准备好了，可以走了。"就这样，一老一小背着竹篓高高兴兴地赶集去了。

今天集市上热闹非凡，所以两人只能慢慢地随人流而移动。不过即使如此也阻挡不了小神农激动的心情，他开心地对师傅说："师傅您看，这里的东西好漂亮啊。这个，这个，还有这个都好特别。"

朱有德听完会心一笑，说道："好，等一下过去看看。"

两人走走停停，逛了很多不同的地方，最后在一个药摊前停下了脚步。朱有德看了看摊位上面的药材类别，临时想一考自己的这个徒弟。他转过头来对小神农说："你看一看这些药材，哪些是你认得的。"

小神农看了看摊位上的药材，然后拿起一块黑色类似树根的东西说道："这个外皮黑，细皱，内间白，看起来像鸟兽龟鳖的是茯苓。"朱有德点了点头。

朱有德又把摊位上的药材差不多点了个遍，小神农都对答如流。朱有德心里暗暗高兴，最后他拿起了一块不规则的类似根状的东西问："那你知道这个是什么药材吗？"

小神农看了看朱有德手上的东西，努力地回想之前看过的医书，却怎样也想不起来这是一味什么药材，他只能摇了摇头，沮丧地对师傅说："这个我想了很久都不知道。师傅，这是什么药材呢？"

朱有德笑道："这叫朱砂莲，也有称辟虺雷的。书中记载'辟虺雷状如粗块苍术，节中有眼'。你看是不是这样？"

小神农认真地观察了朱有德手里的朱砂莲，兴奋地嚷着："是的是的，这味药材的块根呈现不规则的节状。"然后他又比划了一下，"有6～18厘米长，直径嘛，有3～8厘米。外层呈棕黄色至棕红色，上面还有不规则凸起的节点以及一些深深纹路。"

"不仅如此，你掂量一下，朱砂莲较重，且比较坚硬，断面呈现棕色或红棕色。"朱有德顿了顿继续说道，"这种朱砂莲是单叶互生的藤本植物，其叶细且弯长，叶片呈现心形，能开出黄绿色带着紫斑的花朵。朱砂莲7～10月会结出长椭圆球形的果实，那些果实呈黄绿色，并披有粉霜。"

小神农认真地听着师傅的讲解，师傅话音刚落，他就问道："那它的功效有什么呢？"

看小神农对学习药材知识这么上心，朱有德欣慰地笑了，接着说："《本草纲目》说'此物辟蛇虺有威，故以雷名之'。也就是说它对毒蛇咬伤很有用呢。并且它味苦，性寒，在治疗胃痛上可是有着奇效。不仅如此，它还有其他许多种功效呢，如清热解毒，消炎止痛。还有就是当伤口流血不止时，也可以用到它，因为它对外出血具有很好的收涩作用。但是，万不可胡乱用，因为朱砂莲对肾脏有很大的损害。"

"哇，今天我又学到了新的知识。"小神农激动地望着朱有德道。朱有德摸了摸他的头笑道："还有很长的路要走呢！"

朱砂莲

榧子

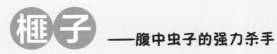

——腹中虫子的强力杀手

　　这天一早，朱有德就把药柜子里面的药材全部拿了出来，准备趁着太阳猛烈的时候来晒一晒。小神农一看到师傅要晒药材，便立刻走过来打下手。

　　师徒俩根据药材的种类，分别把它们放在不同框子里。看着这些框里的药材，小神农认真地想它们的功效、特征，等等。就这样时间慢慢地流逝着，而小神农认出的药材越来越多，他的嘴角也慢慢地扬起笑容。

　　突然，他发现在一堆药材里面有一颗像枣子一样大小的东西，在好奇心的驱使下，他直接把那个物体放在手心上认真地观察起来，并

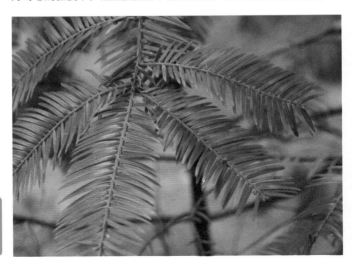

榧子

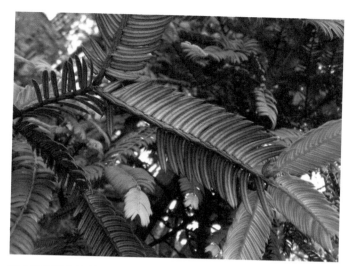

努力地回想之前所看到的医书内容。朱有德见状便问："想到这是什么了吗？"

"好像是榧子？"小神农带着疑问的神色看着朱有德说。

朱有德放下了手中的药材，拿起小神农手中的药材问："你从哪里判断出来它是榧子的？"

得到师傅肯定的回答后，小神农立刻信心满满地回答道："《本草衍义》中记载，'榧实，大如橄榄，壳色紫褐而脆，其中子有一重粗黑衣，其仁黄白色，嚼久，渐甘美'。因为这句话描述内容和这个药材很符合，所以我猜测这是榧子。但是我只知道它的外形，其他方面我不是很清楚。"

朱有德听到这里点了点头道："榧子是一种红豆杉科植物的种子，而其植株是一种常绿乔木，树大约25米高，生有披针状的黄绿色叶子，且质感偏硬。"

榧子

朱有德顿了顿，继续说："还有，你要知道，榧子的花有雄雌之分，雄性类的花单生且有花梗。而雌性的花是成对生长，且没有花梗。最重要的是榧子就是从其中一朵雌花中长出来的果实。这个果实会在花期10月之后成熟，去掉皮质干燥后就会变成和我手上的这个榧子一样，表面呈灰黄色或淡黄棕色椭圆形，外壳皱而结实，气味微香，味道甜，性温。"

"原来一颗小小的榧子还有这么多学问啊！那这个小小的东西的功效是怎么样的呢？"小神农一脸的求知欲。

"就如《日用草本》记载的，'杀腹间大小虫，小儿黄瘦，腹中有虫积者食之即愈。又带壳细嚼食下，消痰'。这就表明了它在驱虫方面具有很好的功效，杀虫能力较强。不仅如此，它还有其他方面的功效，如消积，便秘和咳痰等。"朱有德耐心地回答这个问题。

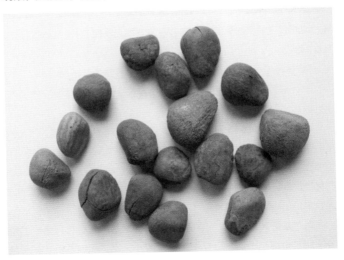

榧子

"好的，师傅我记住了，您真厉害。"小神农一脸崇拜地望着朱有德。

听到这些话，朱有德哈哈大笑。

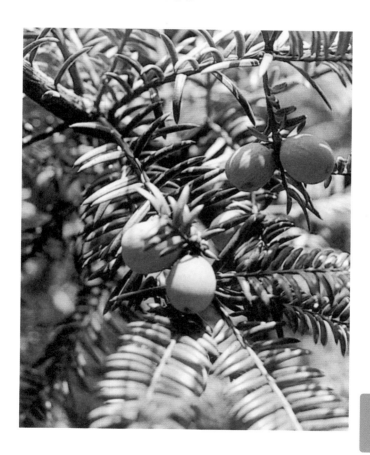

榧
子

槟榔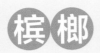

——杀三虫去水肿利药

一大早，朱有德师徒俩就被人请到了一位大户人家看病。等到回家之后，小神农迫不及待地把包袱里面的一个淡黄棕色的圆锥形物体拿出来，满脸疑问地对朱有德说："师傅，这就是书上所说的'木大如桃榔，而高五七丈，正直无枝，皮似青桐，节似桂枝。叶生木颠，大如盾头，又似芭蕉叶'的槟榔吗？"

"没错，这就是槟榔。你是怎么知道的呢？"朱有德想考一考徒弟。

"我之前看过书，书上说槟榔是一种棕榈科的常青乔木槟榔树的

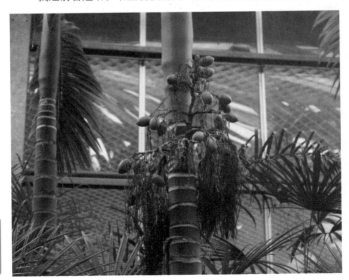

种子。它的树有12～15米高，而且树干笔直，且有明显的环形状的叶痕。它和榧子不同的是它的花是雄雌同株的，花序分枝。"小神农流利地回答道。

"嗯，没错。还有呢？那你知道槟榔其他方面的知识吗？"朱有德满意地点了点头，又问道。

"啊，还有就是槟榔的叶子是长在茎顶的，而形状如狭长的披针，叶子是无毛的，但顶部有不规则齿裂。还有……它的果实是长圆形或者卵球形的橙黄色物体，长3～5厘米。中果皮厚并且是纤维质的。"小神农努力地回忆着之前看过的关于槟榔的知识，回答道。

"对，但是你也要知道，槟榔干燥后，是呈淡黄色或者是黄棕色的，它的表面粗糙且有颜色较浅的网纹。还有你掂量一下它就知道，槟榔较重，而且质地比较坚实。"朱有德拿起槟榔说道。

小神农神色认真地听着师傅说的话。

朱有德又说道："如果你切开槟榔就可以看到它的纵面的皮会向内部褶入，而它的棕色皮会与乳白色的胚乳相交错形成很好看的大理石纹路。尝起来夹着一点苦味，而闻起来却是没有味道的。"

"是的，这些我都在书中看过，但刚刚就是想不起来。"听完师傅补充的内容后，小神农不好意思地挠了挠头。

"学习是需要一个长期积累的过程的，慢慢来，别着急。那现在你再来补充一下它的功效吧。"朱有德鼓励地说。

"好的。我记得医书上对槟榔的功效是这样描述的：'消谷逐水，除痰，杀三虫，伏尸，疗寸白'。这就说明了槟榔对于驱虫、水肿方面有显著的功效。而在其他方面还有消积、下水、疟疾、脘腹胀痛等功效。"说完后，小神农满脸期待地望着朱有德。

"不错，就是这样的。"朱有德满意地看着自己的小徒弟。

一听到肯定的回答，小神农开心地蹦了起来。

鸡冠花

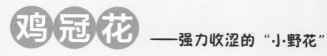

——强力收涩的"小·野花"

天还没亮，小神农就起床了，他独自一人去了早市。大约半个时辰后，他挎着刚刚买回来的新鲜早餐和一束刚采摘的花回到了家里。他与师傅打了招呼，又对朱有德的妻子说："师娘，您看，我给您采的鸡冠花。"

师娘非常高兴，连连说着谢谢。坐在一边的朱有德却问："哦？你如何可知道就是鸡冠花呢？我怎么觉得就是普通的一朵小野花呢？"

"鸡冠花是一年生草本，植株有40～100厘米高，茎干笔直而粗

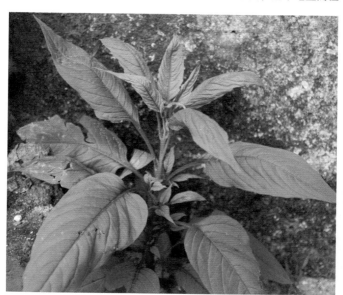

鸡冠花

壮，"小神农得意洋洋地说着，然后指了指叶子，"还有就是它与青葙极为相似，但不同的是鸡冠花的叶子是长卵形或者是长卵形披针状，单叶互生，宽2~6厘米，长5~13厘米。鸡冠花的花主要长在顶部，并且长得像扇形、肾形、扁球形等形状。"

小神农拨开花看了看露出的种子，又道："还有就是它的种子，等到种子成熟后，包裹在种子外部的果皮就会自动脱落，然后露出来的就是它的种子了。师傅您看，它的种子就是这种黑色有光泽的肾形颗粒。"

听到这里，朱有德满意地点了点头说："不错，外形特征说得非常好，那你知道它的药用价值有哪些吗？"

"这……这方面我了解得不太清楚。师傅，您可以为我讲解一下吗？"小神农虚心地向朱有德请教。

朱有德顺手拿起一本医书递给小神农，说："你可以对照一下书上和我现在所说的，来全面地认识一下鸡冠花。"

小神农闻言立刻正襟危坐。朱有德紧挨着小徒弟坐下，指着书中的一行字说："你看，鸡冠花的功效就如书上所记载的，'清风退热，止衄敛营。治吐血，血崩，血淋诸失血证'。这指的是鸡冠花的收涩作用，对于血崩，或者血流不止的情况有很好的止血和促进伤口愈合的功效，当然，它也可以治疗痔疮、痢疾和荨麻疹等病症。"

小神农听完后，意识到自己知识的浅薄，立刻翻开手中的医书认真地阅读起来。而一旁的朱有德对这个好学的小徒弟也越发满意了。

鸡冠花

土荆芥
——臭气冲天的驱虫草

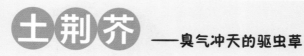

天微微亮的时候，朱有德师徒就收拾好东西向山里出发，小神农兴奋地跑在前面，而朱有德则悠闲地跟在后头。就这样，他们一快一慢地来到了目的地。

一看到遍地的植物，小神农更加兴奋，连忙转头去问一旁的朱有德："师傅！我可以到处去看一下吗？"那渴望的表情逗乐了朱有德，他含笑点了点头。

得到师傅的同意，小神农立刻蹦蹦跳着向山林里走去。只见他左瞄瞄，右摸摸，就像第一次出门采药一样。但也因为这样，他并没有注意到脚边的小草，一脚踩了上去，立刻就闻到了一阵臭味。

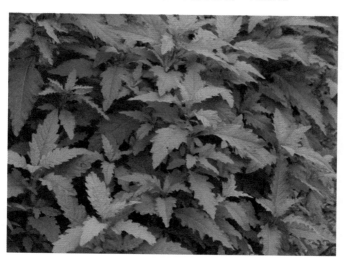

土荆芥

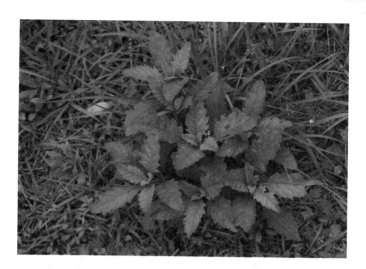

　　小神农皱起了小脸，可怜巴巴地问道："师傅，这棵草为什么这么臭？"

　　"哈哈哈，这是土荆芥，又被称做臭草，越是揉搓就会越臭哦，不过它也是一味好药材。"朱有德一脸笑意地看着自己的小徒弟说。

　　"什么？它这么臭竟然还是药材！"小神农惊奇地叫道。

　　"哈哈哈，当然了。你别看它这样臭，但药用价值可高呢！"朱有德笑呵呵地说道。

　　小神农连忙拿起一根土荆芥来研究，但看了半天还是什么都没研究出来，只能可怜巴巴地问道："师傅，这棵土荆芥的药用价值是什么？我感觉好像没什么特别的。"

　　"哦，这么快就忘记了吗？你前几天不还念念叨叨那句'可驱肠中寄生虫。外用治蛇虫咬伤'的话吗？这句话就是描述它的驱虫功效。"看着这记性好，忘性也扎实的徒弟，朱有德忍不住拍了拍他的头。

小神农恍然大悟，拍着手道："啊，我记起来了，原来这种功效描述的是土荆芥啊！对了，我记得它除了具有驱虫功效之外，还能治疗皮肤湿疹、瘙痒呢！"

"没错，现在想起来了吧？"

"我想起来了，师傅。但是土荆芥看起来和别的草都长得差不多一样，那要怎么区别啊？"小神农虚心地请教道。

朱有德温和地回答道："你看看，这种药材通常有50～80厘米高，最特别的是如果你揉搓一下，它就会发出强烈的臭味，就比如现在这样。而它的叶子形状如披针或者是狭长的披针形，边缘是不整齐的钝齿。所以，它是十分好辨别的。虽然它是以全草入药的，但是它

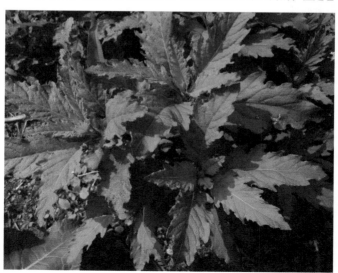

土荆芥

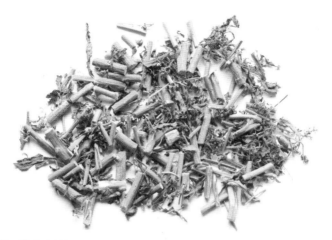

是一种有毒的植物，使用时须谨慎，不可随便乱用。"

小神农认真地聆听着，并时不时地点头。

朱有德顿了顿接着又说："还有就是，你不要以为它只是一棵野草。它会开花、会结果，花期是在夏天，到那个时候就会开出穗状花序，结出黑色或者是暗红色的种子。你剥除宿萼的时候就会看见里面的果实。现在还有什么不明白的地方吗？"

小神农摇了摇头说："暂时想不到，不过有的话一定会找师傅您请教的。"说完就憨憨地笑了起来。

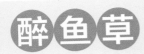

醉鱼草 ——多效的小草

黄昏，朱有德师徒俩吃饱后一起来到溪边散步。宁静的时刻是最让人放松的，两人慢慢地在岸边走着。

突然小神农停了下来，并蹲在河岸边仔细地观察旁边生长的植物，抬头问道："师傅，您知道这是什么花吗？它们看起来很漂亮。"

"它们的名字叫做醉鱼草，也是一种药材。"朱有德研究了一下后回答道。

小神农仔端详了一会，差愧地说："原来它就是醉鱼草啊，我每天从它身边经过，都没注意到它就是书中记载的药材。"

朱有德摸了摸小徒弟的头，趁机教导说："只要你能细心观察身边的每一样事物，就有意想不到的发现。"

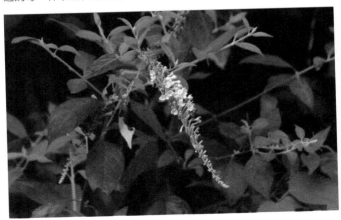

醉鱼草

小神农用力地点了点头，然后蹲在地上小心地把醉鱼草挖了出来，好奇地问："为什么它被称为醉鱼草，难道真的可以让鱼喝醉？"

"不，并不是这样的。它之所以叫这个名字，就是因为草本身含有小毒，以前打鱼的人为了更方便地捕鱼，都会把这种草捣碎扔进河里，从而使活鱼麻醉，所以它才被称为醉鱼草。"朱有德摇了摇头，耐心地回答道。

小神农连忙问道："那还有什么方面可以辨认它呢？"

朱有德接过小神农手上的醉鱼草，耐心地讲解道："除了你刚刚所说的，还有就是醉鱼草的苞片。它的苞片呈线形，有10毫米长。另外，它的小苞片是2～3.5毫米长的线状披针形。它的花丝极短，花药为卵形。"

小神农一边听师傅说的话一边认真地研究植株。朱有德又接着道："还有就是你不能只认识它的花朵，还要认识它的果实。它的果序为穗状，蒴果长圆状或者椭圆状，无毛，有鳞片。种子细小，为淡褐色。如果你想看它开花就要等到4～10月，结果则是在8月到第二年的4月。"

小神农一脸惊叹地说道："原来一棵小小的草都有这么多学问呢！那它的功效是什么呢？"

"就如书上所记载的，'消食去积滞，杀虫。治蛔虫绞痛'。这说明了醉鱼草在驱虫消积方面起到很重要的作用。而且如果想祛风除湿、散瘀或者治咳嗽，醉鱼草也是一个不错的选择。"

"可真了不起呀。"小神农感叹道。

醉鱼草

椰子瓤

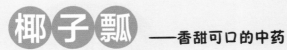

——香甜可口的中药

中午，小神农一脸喜色地拿着两个椰子进来，对坐在屋里看书的朱有德说："师傅您快看，这是李叔给我的两个椰子，他叫我们尝一下。"说着就立刻用工具打开两个椰子，并把汁液倒在杯中。

喝完椰汁，小神农一脸意犹未尽地望着椰子瓤问："师傅，这个椰子里面的肉可以吃吗。"

"当然可以吃。你知道吗？这个椰子瓤不单可以吃，还可以入药呢。"朱有德回答道。

"真的吗？那它有什么药用价值啊？"小神农惊讶地看了看桌子上的椰子瓤。

"如果吃椰子瓤的话，可以起到驱虫的作用，同时在祛风和益气方面有很好的作用。"

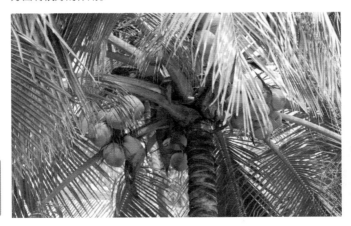

椰子瓤

说着，朱有德掰了一块椰子瓢里面的嫩肉放进嘴里，一脸享受地吃了起来。

小神农一看到师傅吃了起来，也立刻掰了一小块放进嘴里嚼起来："真香。它的植株长什么样？我还没有见过。"

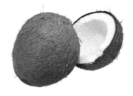

"哦，你说椰子树呀，它是一种常绿乔木，树干笔直，嗯，树有15～30米高。比较特别的是它的叶子，它的叶子是羽状全裂的，革质，并且它的叶柄非常的粗壮，可达1米。"朱有德笑着回答。

小神农挠了挠头继续问道："那椰子树会开花吗？"

朱有德笑着回答："当然会开花啊，它的佛焰花序是腋生的，分枝比较多，而它的雄花主要是长在分枝的上部，雌花则是长在下部。"

"那椰子树的果实就是我们刚刚吃过的这样子吗？"小神农好学地问道。

朱有德点了点头，耐心地说道："没错，就是这样子。不过椰子树新鲜的果实大多数都是翠绿色的，还有就是它的果实都是卵形或者是近球形的，顶端微具三棱。"

"哇，原来是这样的。真想天天吃到新鲜的椰子。"说着，小神农下意识地吞了吞口水。

"傻小子，椰子树是喜光作物，要在高温、多雨、阳光充足和海风吹拂的条件下才会长得好。"朱有德好笑地拍了拍小徒弟的头。

"啊，那不是要过好久才可以吃到。"小神农失望地说道。

"下次我出远门的时候带你一起出去，我知道哪个地方有椰子吃。"朱有德神秘地说。

小神农一听，立刻飞奔到朱有德身边，听朱有德讲他在外游历的经历。

凤眼果
——驱虫治腹痛良药

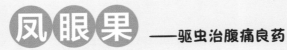

　　天气开始变冷了，朱有德打算亲手做一锅羊肉，可准备开始做的时候突然发现少了一样材料，就对一旁打下手的小神农说："你去打开我昨天带回来的包袱，把里面的一包用纸包着的东西拿过来吧。"

　　"好嘞！"小神农说着就立刻跑了出去。

　　"师傅，这是什么啊？包得这么神秘。"小神农将手里的东西交给朱有德，好奇地问。

　　"这是凤眼果。"说着，朱有德就打开了包裹。

　　"原来它就是凤眼果啊。我还以为凤眼果长得像果子呢，没想到它看起来有点像裂开的豌豆！"小神农瞧了瞧朱有德手上的东西，惊

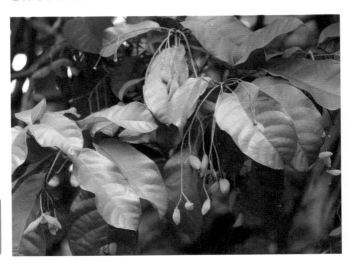

讶地说。

"哈哈哈，是有点像，不过你不要以为凤眼果是整个使用的，其实我们用到的只是它里面暗栗色椭圆球形的种子。"朱有德笑着说，又问小神农："那你既然知道它是凤眼果，可知道它是长在什么样的树上，开什么样的花吗？"

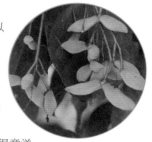

一听到师傅的问话，小神农立刻得意洋洋地回答："那当然，凤眼果的果树其实是乔木，树高达10米，树皮为褐色，叶为纸质，形状是比较宽的圆形或是椭圆形。"

小神农边用手比划着边说："还有就是它的叶子，长8~25厘米，宽5~15厘米。花萼为粉红色，5裂至中部并呈三角状条形。雌花数量比较少，而花柱弯曲。花期为5月。说起它的药性，凤眼果是味甘、性平的药材。"

朱有德十分满意地说道："嗯，说得不错。那你知道它的药效是什么吗？"

"这个简单，就如书上所说的'治脏腑生虫及小儿食泥土，腹痛，癖块积硬。养肝胆，明目去翳，止咳退热，解利风邪，消烦降火'。凤眼果的主要功效是驱虫治腹痛，而且用它止咳降火也很好的。"小神农一脸自信地回答师傅提出的问题。

朱有德忙点头道："对，对，对，你说的都是正确的。这几天看书果然没白费。那你知不知道它与肉类一起煮食有什么效果呢？"

"嗯，我想想，我好像看过的。对了，与肉类烹煮食用有养胃、清肠明目的功效。"小神农快速地回答道。

"没错，今晚我们就有好吃的了。"说完朱有德就开始动手了。

一听到吃的，小神农立刻咽了咽口水，马上帮着师傅干起活来。

云实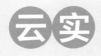
——有毒却可入药的小·黄花

正是阳春三月好时节，朱有德决定带小神农出门踏青去。一路上，小神农蹦蹦跳跳，十分愉快。

"师傅，师傅，您瞧！那黄花开得多么灿烂！"忽然，小神农指着远处盛开的黄花兴奋地嚷着。

"'赤茎中空，有刺，高者如蔓。其叶如槐。三月开黄花，累然满枝。'你可知道这是什么？"朱有德吟出一句古语，笑着问道。

"难道这黄色小花也是一种药材？"小神农有点惊讶。

朱有德点了点头，回答道："如你所见，这是一种攀缘灌木。你走近看看，它的树皮呈砖色，密密麻麻布有倒钩。有较宽且一半如箭

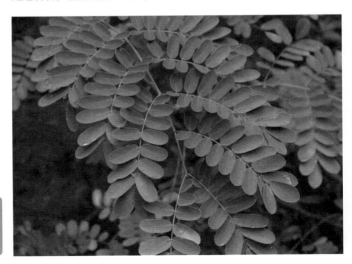

头的托叶，2回羽状复叶长20～30厘米，对生的羽片有3～10对，其上又有7～15对膜质椭圆形小叶。然后，你再看看花，花瓣5片，花朵一般都是左右对称的，盛开时呈反卷，总花梗上也分布有小刺。"

"哎哟，师傅，这些我都看到了，您就别卖关子了，快告诉我，这是什么药材。"小神农急得不行。

"认识药材一定要先认识其性状，学会分辨，怎么可以如此急躁？"朱有德严肃地批评小神农。

"是，师傅。"小神农低垂下脑袋，有点惭愧。

"这叫云实，其根、茎、果都可以入药。它的种子有止痢、驱虫功效，可用于痢疾、钩虫病、蛔虫病等病症；根则有驱寒、祛风活络等功效，对跌打损伤、伤寒、风湿有疗效。植株栽培后待4～5年方可采收。秋冬时节则掘其根，洗好切成斜片，进行暴晒或炕干；秋季时则摘其果，脱去果皮，取出种子进行晾晒。不过要注意的是，云实是一种有毒的植物，其中茎的毒素最大。"朱有德轻轻点了点小神农的小脑瓜，语气和缓地说道。

"有毒？那不小心误食会有什么情况出现呢？"小神农忍不住问道。

"误食会使人陷入狂躁兴奋的状态。"朱有德突然又想起了什么，"噢，对了，这云实还会生出一种蚜虫，那蚜虫也是可以药用的。"

"真想不到开得如此热烈的黄花背后还有这么多小秘密。"小神农不由得感慨道，"这次的踏青收获颇多呢！"

云实

芡实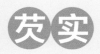
——长在水里的"刺猬"

今天，小神农早早地就穿好漂亮衣服等着跟师傅一起出门了。是什么让他这么期待呢？原来，昨晚朱有德告诉他，今天将带他去见识一场喜庆的丰收节。这让小神农兴奋得一晚没睡好。这不，一早起来，他马上就催着让师傅带他出门呢。

很快，师徒二人就来到了一条河边，河里有许多人正在认真地采摘着什么。突然，小神农眼睛一亮，惊讶地叫出声来，"师傅，您看，他们在河里抓到了刺猬！"

"傻孩子，你可知道，'苗生水中，叶大如荷，皱而有刺'说的是什么呀？"朱有德闻言反问道。

"'花子若拳大，形似鸡头。实若石榴，其皮青黑，肉白如菱米也'。"小神农涨红了脸，"原来是芡实啊！是我疏忽了。"

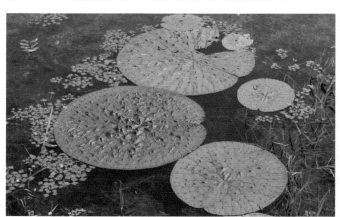

芡实

"哈哈，别过分在意。如你所见，芡实是一种水生的植物，属睡莲科。芡茎可有丈余长，其间有孔或丝。每年3月芡茎上就会长出带有皱纹的叶子，那些叶子贴水而生，上面为青色，背面则为紫色。到了7~8月，芡实便能开出花来。花开之际，结出带有绿刺的苞，苞顶开花，形状就像鸡嘴一样。"朱有德安慰地摸了摸小神农的头。

"不过芡实浑身都是刺，采摘的时候岂不是很辛苦？"小神农看着河里忙活的人们，担心地说。

朱有德点点头，答道："是的，采芡实很辛苦，不过比采摘更重要的是，如何判断芡实是否成熟。你要知道，成熟的芡实应该是紫红色的、柔软、饱满，光滑且不带黏液。"

"我觉得这里的芡实跟我平时看到的不太一样。"小神农眉头紧皱。

"那当然啦，入药的芡实是要去了外面的皮，再把里面种仁外的硬壳去掉，放在通风且干燥的地方晒干后才能得到。这期间，防蛀也很重要呢！"朱有德敲了敲小神农的小脑袋说道。

"嗯，我知道了！让我来想想芡实的功效吧！"小神农笑着说。

"好，你说说看。"朱有德鼓励地看着徒弟。

"芡实味甘涩，性平。有益肾固精的功效，可以补脾止泻，祛湿止带。有白浊、带下、遗精、小便失禁且湿浊的患者可用芡实。"小神农挺直胸脯回答道。

"你这么说可不严谨。芡实分为生芡实和炒芡实。生芡实主要用于补肾，可以固肾涩精，对梦遗滑精、尿频和白带都有疗效，炒芡实则有健脾开胃的效果，主治脾虚滞泄以及小孩的疳症。"朱有德严肃地说，"记住为医者最重要的是要严谨。"

小神农闻言认真地点了点头。

蛇床子
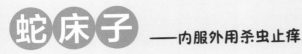

——内服外用杀虫止痒

这天，朱有德与小神农正在院子里纳凉。他突然想起自己听说过的一个传说，便说："师傅给你讲个故事吧。"小神农毕竟孩子心性，一听师傅要讲故事当然十分期待。

"相传，在某一个村落出现了一种怪病。患病者会起一些瘙痒难忍的疙瘩。此病传染速度快，且在当地寻不出可以医治的药材。后来啊，有个大夫就提出在百里外的毒蛇岛上有一种叶片如羽毛，花朵如伞的草药的种子可医治此病。"朱有德缓缓地说起了那遥远的故事。

"等等，师傅，那药莫非就是书中所说的'功用颇奇，内外俱可施治，而外治尤良'的蛇床子？"小神农思索着。

"哦？那你说说你为何觉得是蛇床子？"朱有德挑眉问道。

"蛇床子也叫蛇米，是伞形科植物蛇床的种子。蛇床高30～80

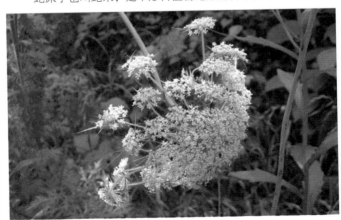

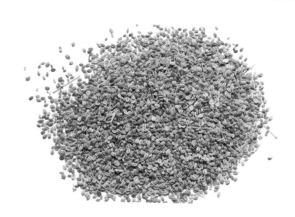

厘米，茎直，披有柔软的细毛，叶子为互生。每年4～7月会开出白花，呈复伞状。这样看来，不就和那个大夫说的'叶片如羽毛，花朵如伞'相吻合了吗？并且据我所知，这蛇床子恰恰有杀虫，止痒的功效。"小神农说得头头是道。

"关于这蛇床子，你还没说全面。蛇床子的果期在7～8月，果皮松脆，剖开果实，即可看到灰棕色带油性的种子。我们平时所见的蛇床子是经过加工的。收获期，人们会割下整株蛇床进行暴晒，然后把种子打落，挑掉杂质，这才是蛇床子。"朱有德耐心地解释着，"蛇床子含微毒，气芬芳，味辛，性凉，尝之会可觉舌头微麻。可用于解毒杀虫，平燥祛湿和驱风。对于滴虫阴道炎、外阴湿疹、肾虚阳痿、湿痹腰痛、宫寒不孕都有疗效。"

"原来如此。"小神农认真记下了师傅的解释，想起师傅的故事还没说完，忙问道："师傅，传说里说的究竟是不是蛇床子啊？"

"正是。有个年轻人明知那个岛上有许多毒蛇，此去惊险万分，但是为了给村人治病，还是毅然踏上了寻找蛇床子之路……"朱有德继续讲着那个关于蛇床子的传说。

蛇床子

药物名称汉语拼音索引

特别鸣谢

　　本书从创作伊始到即将付梓，经历了近3年的时间，其间得到了众多同行和亲朋好友给予的建设性意见和鼎力支持，有了他们的帮助，才有本书的顺利完成和出版，在此特向齐菲、周芳、裴华、谢军成、谢言、全继红、李妍、叶红、王俊、王丽梅、徐娜、连亚坤、李斯瑶、李小儒、戴晓波、董萍、鞠玲霞、王郁松、刘士勋、余海文、李惠、矫清楠、蒋思琪、周重建、赵白宇、仇笑文、赵梅红、孙玉、吴晋、杨冬华、苏晓廷、宋伟、蒋红涛、朱进、高稳、李桂方、段其民、姜燕妮、李俊勇、李建军、王忆萍、魏丽军、徐莎莎、张荣、李佳蔚等表示诚挚的谢意。